说吧，医生

吕洛衿 著

上海三联书店

《说吧，医生》勘误表

序号	页码	行	原文内容	应为
1	6	5	“转脂肪酸”	“反式脂肪酸”
2	29	9	“first pass effect”	“首过效应”，为药物代谢中常见词汇
3	35	17	英文专业词汇	对应的中文为“N－乙酰基－p－苯醌亚胺”
4	43	18	“升糖指数”	“血糖生成指数”，即“GI”
5	75	1	“是非常典型的面相。”	“这些是非常典型的面相。”
6	125	5	“惶惶终日”	“惶惶不可终日”
7	179	11	“闹活动”	“脑活动”
8	216	8	“MaCay 博士”	“McCay 博士”
9	234	6	“康涅狄格”	“康涅狄格”
10	244		图的横坐标不明确	左端起始为“Birth”，图下为“Age or infection”
11	247	1	“残疾人设施的人”	“接触残疾人设施的人”
12		6	“……以保护自己”	“……以保护自己者。”
13		23	第一个字“意”	“异”
14	256	19	“维生素 k”	“维生素 K”
15	259	6	“放亮”	“发亮”
16	264	8	“食品药物监督局”	“FDA”
		13	“监视”	“监测”
17	272	22	“流感大爆发”	“暴发”
18	311	最后	“应急”	“应激”
19	324	最后	“性状边缘”	“形状边缘”
20	340	3	“心脏肾脏肝脏”	“心脏、肾脏、肝脏”

特别致谢
沈阳农业大学食品学院食品质量与安全系
蒋东华　老师

目　录

1. 似是而非的医学“常识”

2. 母婴健康频道

3. 癌症：无法避开的话题

4. 生理现象背后的科学解读

5. 居家旅行必备常识

6. 飞速发展的现代医学

似是而非的医学「常识」

普通人需要补充维生素 D 片吗?

媒体,网络,还有一些营养师,几乎异口同声地呼吁民众补充维生素片,尤其是维生素 D。理由是普通人是摄入不足的,而维生素 D 对于钙的吸收至关重要。

那么,真的如此吗?

维生素 D 是一种脂溶性维生素,只存在于少数几种食物中。我们的皮肤接受紫外线照射时能迅速合成维生素 D。食物中摄取的或者皮肤合成的维生素 D 都需要经过肝脏和肾脏处理后,最后形成有用的维生素 D。

维生素 D 的主要作用是促进肠道的钙吸收,保证血液中有足够量的钙和磷,帮助骨头钙化和防止低钙抽搐。骨头的生长和均衡维持也是需要维生素 D 的。缺乏维生素 D,就会导致骨头变细,变脆,变形,小儿会得佝偻病,成人则可能得上软骨病。

既然维生素 D 这么重要,不足时的确需要补充,但只针对特殊人群。哪些人算做特殊人群呢? 老人,因身体状况无法户外活动的病患，绝经妇女，以及接受长期激素治疗的患者。对于这些人群，是鼓励补充维生素D片以及钙片的，虽然最近有一些研究认为钙片也没有实质效果，但在最终结论出来前，仍然鼓励老人及绝经期妇女同时补充维生素D和钙片。之前的研究显示老人及绝经期妇女补充维生素D和钙片显示骨骼骨密度有轻微的提高，也可能降低骨折的风险。但单纯补充维生素D没有作用。

那怎么样才能知道自己是否缺乏维生素D呢?

美国CDC2011年公布的数据显示，美国人维生素D缺乏的人口仅8%，白人3%，黑人32%，墨西哥籍9%。中国人黄皮肤，应该是介于中间。中国的2009年一项调查显示，在上海地区，成年女性维生素D缺乏比例达66%、维生素D不足比例为31%。这个数据严重误导。因为该研究将维生素D缺乏定义为低于20 ng/ml，但国际通用的标准是低于12 ng/mL才算缺乏。但是中美的差异应该还是很大的。国内的空气污染严重，国人户外活动少，尤其妇女怕晒黑。美国人多食奶制品，且维生素D强化食物很多。比如：美国几乎所有的牛奶都添加了每杯100单位的维生素D，以及美国人早餐惯吃的燕麦也被添加了维生素D。

每个人是否获得充足的维生素D取决于个人的生活环境，生活方式，饮食习惯，不能一概而论。正常成人每日需要600个国际单位维生素D，主要来源于阳光和食物。食物富含维生素D的很少，主要是鱼肝油和深海鱼，比如金枪鱼、三文鱼等。少量存在于牛肝、奶酪和蛋黄中。在欧美发达国家，维生素D强化食物很常见。一些果汁、酸奶也都添加了维生素D。既然食物中含量不多，国内的维生素

D强化食物也不多见，那么主要的途径就是阳光了。

但是到底多长时间的阳光照射才能摄取足量的维生素D，取决于地理环境、阳光强度、季节、日照时间、云层、雾霾，等等，很难一概而论。有趣的是，这个跟地理位置没有太大关系，即便是极北严寒地带，每年的春夏秋季的阳光也足够令人取得足量的维生素D了。通常认为晴天下，一周两次，早上10点至下午3点间，在户外让脸、手、腿或者背部暴露于阳光下大约5到30分钟就足以获得足量的维生素D了。加上食物，应该是很容易足够了。当然，严重的空气污染以及过度使用防晒霜也会降低维生素D的合成。厚厚的云层能挡住50%的紫外线，严重的空气污染，像北京的雾霾能挡住60%的紫外线。住在污染严重地区的人们，可能就需要额外补充维生素D片了。另外，防晒霜如果SPF是8以上的，也会有效的阻挡紫外线。但是人们通常是涂抹的量不够，而且不太可能把所有暴露的皮肤都涂上，也通常没有频繁的涂补，所以防晒霜只能很少量降低维生素D合成。

能做到大致这样的阳光照射，就无需额外服用维生素片了。但特殊人群除外，也就是健康成年人之外的非健康成年人，包括老人，因生活方式或者地理环境无法接触到上述足量阳光的，深色皮肤的(当然我们中国人都不算是深色皮肤)，肠道疾病或其他疾病导致脂肪吸收异常的，肥胖，做过胃绕道手术的。这些人群就需要通过补充剂来保证足够的维生素D了。还有，母乳喂养的儿童也是一定要额外补充的，建议是每日补充400国际单位的维生素D，对于防止佝偻病非常重要。

所以，对于普通健康民众，正确维持体内足量维生素 D 的建议是，争取每周一两次户外活动，暴露手臂或腿于阳光下 5 到 30 分钟。因为皮肤癌的风险，不要过长时间暴露于太阳下。饮食时候注意以下几点(不光是对维生素 D 有益)：注意每日进食水果，蔬菜，全麦食物，无脂或者低脂奶，海鱼类食物，少吃饱和脂肪酸，转脂肪酸食物，低盐低糖，保持正常体重。如果处在阳光缺乏的地区，或者冬天日照稀少的地域，或者污染极端严重的地区，又不可能从饮食中获取足量的维生素 D，则建议服用维生素补充剂。少年儿童因为发育需要且很难保证食物获取足量，则建议每日补充 400 单位维生素 D 剂。

但是，既然维生素补充剂又便宜又方便，何不直接吃维生素片呢?

首先，这是一个健康生活方式培养的问题。依赖于药物或补充剂，只会导致更加的缺乏户外活动，不注重食物均衡和体育锻炼，增加各种成人病包括心脑血管疾病和癌症的风险。

第二，维生素 D 过量的问题。即便过多的阳光照射也不会导致维生素 D 过量，因为发热的皮肤能降解部分维生素 D，且能通过负反馈系统自我调节合成。食物更是不可能导致维生素 D 中毒。能带来维生素 D 过量的就是维生素片了。研究显示，即便是低剂量的维生素片，如果长期吃，也是有可能造成中毒的。美国的食物和营养协会认为，即便只是稍微超高的维生素 D 浓度(30—48 ng/mL)也与多种癌症相关，特别是胰腺癌，以及心血管疾病，另外发现老人会出现更多次的摔倒和骨折。过量的维生素 D 也会导致血钙增高，引起血管组织钙化，破坏心血管和肾脏。研究显示，绝经期妇女，长期补充 400 单位的维生素 D 和每日 1 克钙片会提高 17%的肾结石的风险。

参考文献

1. Institute of Medicine, Food and Nutrition Board. Dietary Reference Intakes for Calcium and Vitamin D. Washington, DC: National Academy Press, 2010.
2. Cranney C, Horsely T, O'Donnell S, Weiler H, Ooi D, Atkinson S, et al. Effectiveness and safety of vitamin D. Evidence Report/Technology Assessment No. 158 prepared by the University of Ottawa Evidence-based Practice Center under Contract No. 290 - 302. 0021. AHRQ Publication No. 07 - E013. Rockville, MD: Agency for Healthcare Research and Quality, 2007.
3. Holick MF. Vitamin D deficiency. N Engl J Med 2007;357:266 - 281.
4. U. S. Department of Agriculture, Agricultural Research Service. 2011. USDA National Nutrient Database for Standard Reference, Release 24. Nutrient Data Laboratory Homepage, http://www. ars. usda. gov/ba/bhnrc/ndl.
5. Looker AC, Pfeiffer CM, Lacher DA, Schleicher RL, Picciano MF, Yetley EA. Serum 25 - hydroxyvitamin D status of the US population: 1988 - 1994 compared with 2000 - 2004. Am J Clin Nutr 2008;88:1519 - 1527.
6. Freedman DM, Looker AC, Chang S - C, Graubard BI. Prospective study of serum vitamin D and cancer mortality in the United States. J Natl Cancer Inst 2007;99:1594 - 1602.

够了！不要在维生素和矿物质补充剂上浪费钱了

2013 年 12 月 17 日，美国内科协会年鉴杂志发表了一篇编辑文章，题目就叫做“够了！不要在维生素和矿物质补充剂上浪费钱了（*Enough Is Enough*：*Stop Wasting Money on Vitamin and Mineral Supplements*）”。编辑文章代表着该杂志的观点。美国内科年鉴是美国医师协会的官方杂志，是一份严肃严谨很有权威性的学术杂志，居然用了这样一个洛杉矶时报风格的抢眼标题作为编辑文章，目的不言而喻：就是要吸引媒体的广泛关注，将这个美国医师协会的观点传播给普通大众。因为维生素和矿物质补充剂是在超市随手可买的商品，普通大众是最大的消费人群。

分析这篇文章之前，先来介绍一下这几位作者。Eliseo Guallar 医学和药学博士，Lawrence J. Appel 医学博士和 Edgar R. Miller 医学博士均来自于约翰霍普金斯医学院 Welch 疾病预防中心，Saverio Stranges 医学博士来自英国 Warwick 大学医学院，Cynthia Mulrow 医学博士是该杂志的高级副主编，均为医学界翘楚。

另外我要说明一下，这个文章所针对的人群是有正常饮食能力且能获得正常食物的健康成人。儿童，孕妇，老人，特殊疾病患者，极端贫困的人，极端偏食的人，素食主义者，或者干脆就是因为懒惰不愿为自身健康努力而只吃垃圾食品的懒人都不是该文讨论的对象。

这个文章对于维生素补充剂用了一句话做结论：The case is closed。就是说，定案了，不需要再进一步研究了。

为什么编辑如此喊口号式地试图警醒大众呢。因为现实是，尽管之前的研究一再提示维生素补充剂对于普通人群既无必要也毫无益处，但光是美国，1988 年至 1994 年还只有 30%的人服用维生素补充剂，到了 2003 年至 2006 年间，这个数字上升到了 39%，所有的营养剂使用人群从 42%上升到了 53%。2010 年美国的补充剂市场扩张到 280 亿美元，是一个庞大的产业。而在美国以及其他国家，绝大多数日常服用维生素补充剂的正是那些没有任何证据显示营养缺乏的普通人群。而这些人补充维生素补充剂的目的很简单，因为坊间的共识是维生素补充剂能预防多种疾病，所以有超过一半的美国人每天都会有事没事吃上一两片维生素补充剂，然后自以为为身体的健康做了一些努力。

那编辑们是基于什么得出这样的结论呢？

2013 年 12 月，美国疾病预防 Task Force 系统回顾了从 2005 年至 2013 年共达 27 个，参与人数超过 40 万的，关于维生素补充剂与疾病预防的临床研究后，得出结论：没有任何证据显示维生素补充剂能降低死亡率，也不能预防心血管疾病或者癌症。（补充一点，对于不熟悉临床研究的读者，这样大型的 meta 分析都是总结分析过去长达数年甚至数十年的研究，分析人群对象高达数万到数十万，因此由此得出的结论是最值得信赖也是最有意义的。临床医学大多依赖由此得出的结论。）

同日，哈佛医学院发表一个大人群随机双盲对照实验。他们跟踪 5947 位 65 岁以上老人长达 12 年，这些老人均每日服用复合维生素。12 年后，他们的结论是，长期服用复合维生素对于老年人的认知能力以及语言能力没有任何益处。另外回顾了 12 个不同的研究，均提示长期服用复合维生素对于认知缺陷没有任何益处。

同时发表的还有美国心肺血液疾病研究所和替代医学中心的一项研究。他们跟踪 1708 名心梗患者 4.6 年，发现长期服用复合维生素对于预防心血管疾病没有实质益处。

回顾目前所有关于维生素补充剂的大型双盲实验结果，证据已经很充分。绝大多数营养补充剂不能预防疾病或者延迟死亡，没有值得信服的医学证据支持普通人群服用维生素补充剂或者矿物质补充剂，尤其是复合维生素，普通人群应该避免服用，因为弊大于利。

该编辑文章也明确指出，抗氧化剂，叶酸（孕妇除外），复合维生素 B 对于普通人群不但无益，反而有害，对于预防慢性疾病也不起作用。相关的进一步研究不再有必要，应该终止。

但文章说，维生素 D 对于缺乏人群是否有必要补充还是个疑问，因为目前为止的研究均没有给出明确的结论。普通人群广泛地服用维生素 D 不是基于有可靠医学证据之上的。有趣的是，上个月著名的《柳叶刀》杂志发表了一个大型的 meta 分析，回顾分析超过 450 个关于维生素 D 的研究，得出的结论是：维生素 D 缺乏不是疾病（非骨性）的原因，而是结果，即补充维生素 D 预防疾病是无效的，相反，查出维生素 D 低下倒可能是已有疾病造成的结果。可以说是对于此文的很好的补充。

所以文章作者最后说：

可以定案了。普通（有正常饮食能力）的人群，服用维生素补充剂或者矿物质补充剂没有益处，相反倒可能有害。不要指望着服用维生素能预防慢性疾病。够了就是够了。

我再补充一点，身体健康，尤其是生活在城市中的人，除非极端贫困或者极端偏食或者极端懒惰的人，保持健康均衡的饮食生活习惯，定期锻炼身体，是足以保证体内的营养均衡的。如果因为特殊情况确实可能导致维生素或者其他矿物质缺乏的，也不要自行盲目补充，需要跟临床医生商讨，有针对性地补充。

盲目补充维生素补充剂，不光是浪费钱，也可能伤身。

喝尿真的有治病效果吗？

近几天媒体报道中国有一个尿疗协会的组织，据称该协会有近10万成员，痴迷于尿疗，并宣称有不少人通过喝尿治好了甲亢等病。

真的这么神奇吗？

其实喝尿不是什么现代才出现的事儿。喝尿史可谓源远流长，英语里专门有个词 urophagia，就是喝尿。多个古老文明，比如印度、中国、希腊都有喝尿的记载。直至今天这些地方还有不少人坚持喝尿，为了"健康"、美容，甚至为了治病。

喝尿的历史悠久，而喝的目的却各自不同。公元前的古罗马人和伊比利亚半岛上的凯尔特人就很流行喝尿以美白牙齿。古罗马人甚至为了让尿味道更好一些，流行喝松节油，让尿可以发出清新的淡淡香味。古老的印度医学《阿育吠陀》经书就有记载喝尿治病的，包括癌症，而且明确强调要喝早晨第一泡尿，且只能掐头去尾喝中段的尿，距今已经有 5000 多年历史了。甚至圣经里也有这样的语句："从自己的尿壶喝水，打自己的井。"还有一些文化中，认为喝尿能提高性能力。我们古老中国当然也不落后，喝尿的历史也很长。即便现代，中医里仍会用也很常用的“人中白”，就是将尿液晒干后刮下来的沉积物。

从影视作品和新闻中，我们也时常耳闻有被困在地下或者荒山中的人，通过喝自己的尿得以生存的事迹。比如四川大地震中，被困地下长达216小时的坚强女性，就有通过喝尿保持水分的报道。

没有统计数据告诉我们到底有多少人坚持喝尿，但最知名的喝尿爱好者恐怕非前印度首相 Morarji Desai 莫属了。他甚至跑到电视上，宣讲喝尿的诸多好处，言称喝尿能治疗多种疾病，是负担不起医疗的穷人的救命草。

那喝尿真的有益吗？

我们的尿来自于肾脏的过滤。体内的血液进入肾脏，排泄出各种代谢产物和人体不需要或者过量的物质，以保持体内平衡。普通人的一生，大概总共要排出4百万升的尿，足够灌满一个小湖了。而这么庞大的排泄工作全是体内那两个小小的不起眼的肾脏完成的。实际上，如果因为某种原因失去了一个肾脏，两个月的时间内，剩下来的那个肾脏就能代偿性地增大50％，接过重任，继续没有障碍地完成排泄工作。

尿的里面，95％是水。其余5％含有尿酸、尿素、一些电解质、盐分，少量的酶和极其少量的激素。这些都是我们人体每日代谢完的废物，或者细胞老化分解后的成分，需要通过肾脏的过滤排出体外，因为这些废物储积多了，身体会受到很大损害，导致严重的后果。这就是为什么肾功能衰竭的人，会需要透析或者肾脏移植。另外，药物大多数需要经过肾脏排泄出去，所以尿液中也会含有一些药物的代谢产物。特殊的生理状况也会影响尿液的成分，比如孕妇的尿液中含有很高的绒毛膜促性腺激素 hcG，这是验孕棒的原理。

通常人的尿液呈淡黄色，那是胆汁代谢后排出体外的尿胆素的颜色。水喝少了，尿颜色通常会变深。健康人的尿也有些淡淡的尿骚味，那是尿中氨的味道。但是这个味道会因为吃不同食物而有所改变。

从这个成分也可以看出，尿喝下去，进入胃肠道，是不会有任何治病作用的。95%是水。其余 5%，虽然喝下去也不至于有多大害处，但显然也不会有什么益处。尿中有很多的钠、钾、氯等离子，喝进去过多的钠，可能会导致血钠浓度升高，使得细胞内的水分被吸出来，导致脱水。而过量的钾会导致生理电讯号紊乱，严重的可能会导致心脏功能失常。喝尿就如同喝盐水，除了极少数特殊情况，没有益处。甚至在极端情况下，也不建议喝尿。美国军队野外生存手册中明确表示，即便是野外艰难环境下没有饮用水，也不要喝自己的尿。理由是在缺水状态下，如果再喝进去因为脱水而浓缩了的含高钠的尿，可能会让脱水变得更加严重。（原话是 It has been suggested that when a person is in desert survival or surrounded by salt water and devoid of drinking water that the person must resort to drinking his/her own urine if it is the only liquid available. As it tends to cause further dehydration due to the salts in it，drinking urine for survival is advised against by the US Army Field Manual. 曾经建议如果处在无饮用水的状况，如果尿是唯一的水分来源，可以喝尿。但为生存喝尿可能会因为尿液中的钠盐导致进一步脱水，美军野外手册反对喝尿求生)。就跟海上缺水也不要喝海水一样道理。如果是为了治病而喝尿的人,你在吃的药,或者吃进去一些特殊的食物,这些药物食物成分就会从尿液中排出,再喝下去,尤其早上起床后浓缩了一晚的尿,则会喝进去更多的药物或者食物的有害成分,雪上加霜。

《重庆晚报》报道的通过喝尿治疗甲亢的例子,充满了因果关系的逻辑错误。

甲亢是甲状腺功能亢进的结果,是因为甲状腺分泌过量的甲状腺激素导致的。治疗的办法无外乎抑制分泌或者破坏或者切除甲状腺以减少分泌。尿液中的成分清晰可查,没有任何一种成分有抑制甲状腺功能的成分。喝尿治疗甲状腺完全是无稽之谈。

那真有些人喝尿后病情得到了改善,怎么解释?

这涉及一个自然病程变化和安慰剂效应的问题。甲状腺糖尿病人,通常都会吃药进行治疗,这时候再喝尿,然后将病情缓解归功于喝尿,这是因果关系错乱的典型实例。即便没有进行治疗的病人,疾病的自然病程决定了某个阶段会出现缓解,碰巧又在喝尿,于是归功于喝尿,也是强行加上因果关系的范例。而强大的安慰剂效应,也会给相信喝尿治病的病人提供强有力的心理支持,以至于出现疾病缓解也不足为奇。

当然,通常状况下,虽然喝尿并不能治病,但喝下去的害处也不大。你如果实在喜欢喝,也不反对,但是建议多喝水,稀释一下尿中的电解质成分,不至于导致高钠。或者吃一些特殊的食物,也可以让尿的味道更容易接受些,喝下去爽口一些。

感冒是因为着凉了吗？

我们的一生，感冒是最为常见的疾病。统计显示，成人每年平均会感冒 2—4 次。孩子则更加频繁，大概每年 6—8 次，上幼儿园的孩子更多。

一感冒起来，轻则流鼻水，重则发烧咳嗽，总得持续好几天。从小到大，我们都没少听到母亲的反复叮咛：天冷了，多穿衣服，不要着凉感冒了。

我们自己的体会和经验也告诉我们，冬天天寒地冻，稍有不慎就会流鼻水，得感冒。

所以，感冒显然是因为受寒了，着凉就会导致感冒。

但是，医学上怎么解释呢？

我们先来定义一下什么是感冒。

我们古人认为感冒是感受触犯风邪，引起肺卫功能失调导致的。春季受风，夏季受热，秋季受燥，冬季受寒被认为是诱发原因。日本更是直接称为“風邪を引いた”（风邪入侵）。英语更加彻底，干脆就叫 cold，一语双关，冷即是感冒，感冒即是冷。

从严格的医学意义上说，其实是没有感冒这个疾病名称的。通常人们所说的感冒，在医学上是指上呼吸道感染，据美国疾控中心估计每年美国人感冒总数高达 10 亿人次。但人们对感冒的认识一直是多种多样。到 20 世纪科学家们才开始认识到感冒可能是一种传染性疾病。1956 年英国的病理学家才分离出了鼻病毒，人们才第一次确切地知道了引起感冒的致病原。

引起感冒的病毒可以多达 200 多种。而其中，鼻病毒最为常见，占了所有感冒的一半以上。

一旦感冒了，人体的免疫系统就会被激活，试图清除外来的病毒，所以会出现鼻腔分泌物增多，导致流鼻水，鼻黏膜肿胀导致鼻塞，打喷嚏。鼻腔分泌物流入咽喉会引起咳嗽，有时还会咽喉肿痛、发烧、畏寒等等。

这里所说的感冒跟流感不是一个概念。流感是因为流感病毒引起的流行性传染病。普通感冒通常症状比较轻，自愈性强，而流感虽然通常也无害，但相比而言更容易引起肺炎等并发症。相比普通感冒，流感更易出现高热、头疼，比较严重的肌肉酸痛，容易疲劳，严重乏力。

感冒多发于秋冬季节，从八九月开始到来年的三四月是感冒的高发期，也正是寒冷的季节，似乎就是因为寒冷引起的感冒。

那么，受凉了真的会引起感冒吗？

美国国父之一的本杰明·富兰克林先生在 1773 年给他的朋友的一封信中写道，“感冒的病因跟湿或冷根本没有关系”。因为他观察到总是湿漉漉暴露在寒冷海面的水手很少感冒，可是一旦登岸就开始感冒起来。他告诫人们，感冒是因为近距离接触引起的。

美国国家过敏和感染疾病研究所则是这样说的："跟人们的常识相反，寒冷或者受凉不会引起感冒。"美国 NIH 认为："目前没有实验证据证实暴露在寒冷中会提高感冒的几率。"

可是，我们自己的生活经验告诉我们天冷或者受凉了就会感冒啊。

看看科学研究怎么说。

1931 年的研究显示，热带地区的感冒发生率并不比寒冷的北半球低。最冷的加拿大和俄罗斯感冒的发病率在全球范围内偏低。

英美科学家在早期做了一系列的实验。1958 年 Dowlings 等将志愿者关在冷库 2—4 小时，与呆在温暖房间的志愿者相比较，发现感冒的几率一样。1968 年美国 Baylor 大学医学院找来 49 位身强力壮的志愿者，仅穿内衣，坐在只有 4 度的冷库中，或者泡在冷水中半小时，在受冷前，受冷中，或受凉后分别在志愿者的鼻腔喷上鼻病毒，然后比较那些呆在温暖室内的志愿者，看是否受凉会诱发或者只是增加感冒的机会。结果发现，受凉与感冒与否没有任何有意义上的关系。

芝加哥大学做了一个实验。让 253 名志愿者仅穿内衣坐在冷藏柜中两小时之久，同时在鼻腔滴上含有病毒的液体。结果发现，这 253 名受冻的志愿者感冒的比例与另外 175 名坐在温暖房间的志愿者比例一样，没有差别。

1980 年 Christie 做实验证实，与暴露在寒冷中的人相比，给鼻腔用温热的蒸汽加温也不能降低感冒发病几率。

有意思的是，乔治·华盛顿大学 2012 年做的调查显示，在美国仍然有很多人相信寒冷或者气候改变是导致感冒的原因。他们发现低社会经济地位的家庭的孩子，或者少数族裔的家庭，更容易接受这个观点，而教育程度高社会经济地位高的家庭孩子更容易接受病毒学说。

那为什么感冒容易在冬天得呢？

具体原因仍然不清楚。但最广为接受的解释是，因为冬天我们都多呆在室内，因此互相传染病毒的机会大很多。美国国家过敏和感染疾病研究所这样解释：人们更多的呆在室内，增加了传染的机会。另外冬天的湿度低，病毒易存活，且鼻腔黏膜可能更易于被病毒侵蚀。

至此，似乎可以得出结论了。感冒跟受凉没有关系。淋雨或者穿少了不会引发感冒。因为感冒是病毒感染引起的。冬天多是因为我们呆在室内接触病原多了。

且慢，这有一个问题。因为现代城市拥挤不堪，像北京、东京这样拥挤的大都市，夏天我们与他人接触机会或者拥挤程度并不见得比冬天低很多。而且，的确是淋雨或者受凉后头疼流鼻涕啊。

科研工作者们也不满足于这个解释。

2005 年英国的 Cardiff 感冒研究中心认为上述的实验都不严谨，因为鼻腔滴上有病毒的液体不能反映真实的病毒感染，因此他们找来 180 位志愿者，分成两组，一组 90 人。第一组把脚放在冰水中 20 分钟，而且不停地加冰以保证水温在 4 度。另外一组，赤脚放在空盆子里。每天让所有人在家里记录自己有无感冒症状以及程度。结果发现，4—5 天后，冰水组有 13 人报告有头疼流鼻涕等感冒症状，而对照组只有 5 人。冰水组多了一倍。

他们的解释是：1. 体温下降导致鼻腔黏膜温度下降；2. 鼻腔温度下降降低了鼻腔的抗感染能力，减慢黏膜清除病毒的能力，同时抑制细胞吞噬能力；3. 人体感冒时的发热以及鼻塞正是人体抵抗病毒的防御反应。

那医学界对此研究如何反应呢？

褒贬不一。这个研究最大的问题在于 1. 不是双盲的。对照组知道自己的脚没有受冷，而受冷组知道自己的脚在冰水中（当然），心理作用不容忽视（但之前的研究也不是双盲的）；2. 这些症状的报告都是志愿者的主观报告，没有客观指标；3. 也是最重要的一点是，他们发现这些感冒了的人平时就比其他人容易感冒些。

那有没有另外的解释呢？

Carnegie Mellon 大学 1991 年做了一个实验，他们找来 394 名志愿者，在鼻腔喷上病毒，然后记录他们各种各样的精神压力。最后发现，精神压力，如焦虑、失眠、熬夜，与感冒发生率呈正相关。寒冷导致的精神压力，也许与冬天多发感冒有关。

之后一系列研究都提示，低温可能导致鼻黏膜血流下降，黏膜干燥，白细胞移动度下降。这些也可能导致容易感冒。

说了半天，到底寒冷会不会引起感冒啊？

医学界目前普遍的观点是寒冷不会引起感冒。但是，正如上面举出的研究例子，这个结论仍然不确定。还有待进一步的研究证实。

那作为常人，冬天为了防止感冒需要保暖吗？

当然。保暖也许对感冒预防没有确切的作用，但是冬天的极端寒冷会导致低温血症、冻伤、冻疮，部分人还会诱发雷诺病，甚至诱发心脏病，等等。保暖很重要。

那怎么样才能预防感冒呢？

勤洗手，因为洗手能很好的去掉沾染的病毒，大幅度降低感冒几率，尤其家里有孩子的。避开感冒了的人，这个显而易见。再就是不要老摸自己的口鼻，因为手上的病毒很容易进到口鼻引起感冒。另外注意室内保湿，因为前面讲了，干燥可能是诱因之一。

题外话，很多人感冒吃维生素 C，以为维生素 C 能预防和治疗感冒。但是回顾过去 60 年超过 1 万人的临床研究，结论是感冒了再服用维生素 C 没有用。长期每日服用 200 毫克，倒是可能缩短病程 8%，儿童缩短 14%。什么意思呢，就是说如果长期每日吃大剂量 VC，如果每年你感冒 12 天，可能就会缩短到 11 天。所以是没有意义的。

另外，冬天淋雨了头疼，是感冒吗？可能不是。那为什么会头疼呢？现在还不知道机理。最近有些论文提出大脑冷却假说。这种假说认为，头上淋雨后，大脑温度极端下降，为了保护大脑，后鼻窦和眼后脑室为了保持温度，鼻窦收缩关闭，同时粘液大量分泌，以阻止进一步的温度丧失，因此会导致头疼和流鼻水。

参考文献

1. Milam DF, Smillie WG. A bacteriological study of "colds" on an isolated

tropical island (St John, UnitedStates Virgin Islands, West Indies). J Exp Med 1931;53: 733 - 752.

2. JACKSON GG, DOWLING HF, SPIESMAN IG, BOAND AV. Transmission of the common cold to volunteers under controlled conditions. I. The common cold as a clinical entity. *AMA Arch Intern Med*. 1958 Feb;101(2):267 - 278.
3. Christie A B. Acute respiratory infection. In: Christie A B, ed. Infectious diseases: epidemiology and clinical practice. NewYork, NY, USA: Churchill Livingstone, 1980: pp. 304 - 311.
4. Eccles R. An explanation for the seasonality of acute upper respiratory tract viral infections. Acta Otolaryngologica (Stockholm) 2002; 122: 183 -191.
5. Johnson C, Eccles R. (2005) Acute cooling of the feet and the onset of common cold symptoms. Family Practice 22: 608 - 613.
6. Psychological Stress and Susceptibility to the Common Cold. Sheldon Cohen, Ph. D. , David A. J. Tyrrell, M. D. , and Andrew P. Smith, Ph. D. N Engl J Med 1991; 325:606 - 612, August 29, 1991.
7. Does wet hair in cold weather cause sinus headache and posterior eye pain? A possible mechanism through selective brain cooling system. Kaya A, Calışkan H. Med Hypotheses. 2012 Dec;79(6):744 - 745.

感冒了需要吃抗菌素吗？

秋冬季节是孩子容易感冒的时节。很多家长，一看到孩子感冒发烧流鼻水，立刻就给阿莫西林，甚至更高级别的抗菌素。但是，感冒了真的需要抗菌素吗？抗菌素又真的管用吗？抗菌素的副作用你了解吗？

抗菌素的滥用已经成了一个全球性大问题，近几年耐药菌的泛起实在是让人忧心忡忡。为了遏制儿童上呼吸道感染（俗称的感冒）时抗菌素的滥用，美国疾病控制中心 CDC 和美国儿科协会 AAP 于 2013 年 11 月 19 日联合发布了新的上感抗菌素使用指南，呼吁广大儿科医生慎用少用抗菌素，非必用不可的情况下才使用。

美国 AAP 的统计数字说，每 5 次儿科就诊就有一次医生会开抗菌素，导致全美每年大约有 5 千万张抗菌素处方。考虑到中国抗菌素可以轻易买到，这个情况估计要严重得多得多。全美每年有大约 1 千万张抗菌素处方是用于呼吸道疾病，而这其中大多数是无益的。抗菌素的滥用导致不必要的副作用，促进耐药菌的产生，而且加重医疗负担。如不及时遏制这种趋势，大量耐药菌的繁殖终将导致抗菌素失去作用，到时候面临的是可怕的无药可治的恐怖时代。

具体如何判断是否有必要用抗菌素呢？因为这个指南是针对医生写的，普通家长读起来会比较吃力。我简单翻译一下。给各位儿科医或家长做个参考。

原文在这里

http://pediatrics.aappublications.org/content/early/2013/11/12/peds.2013-3260.full.pdf+html

上感抗菌素使用总结起来就是3个原则：

1. 首先要判断是否细菌感染。因为大多情况是病毒感染，而病毒感染使用抗菌素则有百害无一利。那么哪些情况是细菌感染呢？

上呼吸道感染大致分三种：急性中耳炎，急性鼻窦炎，急性咽炎。各自判断标准如下。

细菌性中耳炎：中耳渗出以及炎症表现如耳膜中或重度膨出，或者非外耳炎引起的耳液外漏，或轻度的耳膜膨出加耳痛或者耳膜红肿。

细菌性鼻窦炎：症状越来越糟，或非常严重。什么叫症状越来越糟呢？具体就是早期病毒感染恢复一段时间后出现新的发烧且加重，白天咳嗽，或流鼻水；什么叫严重呢？发烧39度以上，或者脓性鼻水；或者咳嗽或鼻水10天以上而未见改善。

细菌性急性咽炎：判断细菌性咽炎是需要做咽喉涂片或者培养的，只有下列情况出现两种或以上，建议做细菌检查：发热，扁桃体红肿或渗出，前颈部淋巴结压痛或肿胀，没有咳嗽。特别强调不要经验性的用药。

美国的家庭医生协会给出了一个简单易懂，非医学专业的人也很好判断的方法。

评判标准是以下5项症状：

① 扁桃体有渗出；②淋巴结疼痛；③体温超过38度；④没有咳嗽；⑤年龄。

每个项目算一分。年龄3到14岁算1分，15到44岁算0分，45岁以上算－1分。所得分数相加，如果等于或低于1的，病毒感染可能性极大，不需要做进一步的检查，也不要用抗菌素。高于或等于4的，建议使用抗菌素。2、3分的最好去医院检查再做决定。

2. 如果照上述所说确认了细菌感染，用抗菌素前也要考虑具体利弊，平衡效益和副作用。只有下列情况下使用抗菌素才是有益的：

细菌性中耳炎：只有非常严格定义的中耳炎，NNT（number needed to treat）是4，也就是说，需要治疗4个病人才能有一人获益（NNT是个复杂的医学概念，恕不详述）。抗菌素对于避免并发症没有作用。

细菌性鼻窦炎：同样只有临床严格确定的鼻窦炎，通常在用药后3天和14天起作用。抗菌素对于避免并发症没有作用。也就是说，与很多人认为的“不吃药会恶化”的想法正相反。

急性咽炎：只有确定是A组链球菌感染的咽炎才有益处。抗菌素能缩短病程，避免猩红热，也可能能防止进一步传染给他人。抗菌素对于避免并发症的证据很弱。

如果需要用抗菌素，首选阿莫西林，单独或者加克拉维酸。

如果非确定细菌感染，使用则不带来任何用处，反而导致腹泻，皮炎，假膜性肠炎，耐药菌。

3. 正确用药。

细菌性中耳炎：对于2岁以上的孩子，单侧中耳炎，没有严重症状的，考虑观察（不用药）。如需用药，则短期用药（7天）。

细菌性鼻窦炎：对于长期持续症状的患儿，考虑观察。

急性咽炎：一日一次阿莫西林。

不推荐使用三代头孢菌素或者阿奇霉素。

当然，这只是个大略原则，临床情况千变万化，需要具体情况具体对待。请仔细阅读CDC和AAP的新指南的细节。家长也不要自己判断用药，请咨询儿科医生。但这些原则作为一个基本方针，对于那些喜欢动辄使用抗菌素的家长或成人，也算是一个行动指南了，再不要强要医生开抗菌素了。

用药应该“能口服就不注射”?

1月9日，人民日报微博发了这样一条微博，援引卫计委的公告说：

【紧急扩散：过度医疗太严重用药请记住一句话！】公众用药知识普遍匮乏。央视调查发现，在北京某医院，输液大厅早上就座无虚席，有人感冒输液，有人换季也输液……其实小病输液，有害无利！记住一句话：能不用药就不用；能少用就不多用；能口服不肌注；能肌注不输液。

这条微博很快被转发2万多次，影响很大。但“能口服不肌注；能肌注不输液”这样的说法准确吗？

我们先来看看口服药和注射药有什么区别。

先举个例子。呋喃苯胺酸（速尿）静脉注射过快则可能导致耳聋，口服或者缓慢注射就不会。青霉素V如果口服，则可能会因为有食物影响吸收导致疗效差，注射就不会。

所以，用药途径是各有利弊的。那如果同样的药物口服或者肌注或者静脉注射有什么不同呢？

首先要讲一个医学概念，叫作生物利用度，英文叫 bioavailablity。

这个是指通过口服或者肌注或者静脉注射，药物进入人体后，有多少比例的药物进入血液循环最终到达药物起效的部位。

静脉注射的药物通常认为这个利用度是100%。因为注射入静脉后，直接进入血液循环，100%药物起作用。口服药物进入胃肠道后，因为涉及到药物在胃肠道吸收率的问题，药物需要排除食物的干扰，还得穿过肠道上皮的细胞，经过肝脏处理，最终进入血液循环，所以这个利用度比起静脉注射就要低很多。除开少数胃肠道吸收率特别高的药物之外，大多数都比较低。而肌肉注射介于两者之间。所以通常口服药物的剂量要高于静脉注射的量。比如常用的药物普萘洛儿（propranolol）口服是需要用40毫克，静脉注射就只要用1毫克。同样，即便口服，是片剂、胶囊，还是液体，都会影响这个生物利用度。

第二是一个血液浓度峰值的概念。静脉注射直接将药物注入血液，所以血液中药物浓度立刻达到最高值，发挥作用。而口服药物因为要经过肠道吸收入血，还得经过门静脉被肝脏处理，再回到心脏，从心脏泵出去，才能到达作用部位发挥作用。所以这有一个时间差，也就是起作用时间比静脉注射要晚一些。肌肉注射介于中间。

第三，肝脏的代谢问题。所有口服药物进入胃肠道后，要经过好几道关卡。首先，要经过胃肠道黏膜这一关。从胃肠黏膜吸收进肠系膜静脉，会丢失很多有效药物，所以药物总量会下降。经过第一道关后，这些药物经过肠系膜的静脉，汇聚到门静脉。门静脉是一个很粗的血管，收集肠道血液回到肝脏。食物营养就是这样被吸收入肝脏的。药物到达肝脏后，首先会被肝脏这个解毒器官拦住。肝脏把这些外来的药物都当作敌人先处理一番，然后才能放回到血液，回到心脏，再从心脏泵出来。所以经历肠道和肝脏双重关卡后，进入血液循环的药物量就进一步下降了。这在医学上叫做 first pass effect。静脉注射就不需要经过这两道关卡。所以口服药物真正到达血液循环的量会小很多。

那这么看起来，似乎静脉注射好处多多，坏处却没有啊。这也是为什么很多人盲目喜欢输液，甚至要求医生输液。

说到这里，说一个相关话题。总看到中国媒体抱怨中国医院输液太多太泛滥，比如文章开篇提到的人民日报的消息。

然而，看看统计数据，中国实在不算高的。

看看这个图。（见下页）

这是美国疾病预防控制中心的统计数据。横轴是各国平均每人每年接受的药物注射次数。最高的是东欧和中亚国家，其次中欧、南亚、中东地区，中国充其量算是比较多，并不比其他国家多多少。可惜这个图没有看到北美和西欧发达国家的数据。

那接下来具体说说口服，肌注和静脉输液的各自利弊。

先说口服。

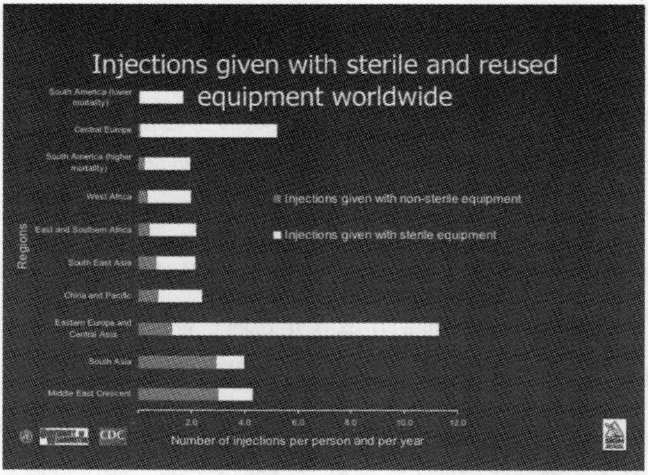

口服是最常用也是最便利最经济的手段。益处显而易见，方便，没有痛苦，通常一天只需要一到两次。口服的片剂或者胶囊都有很高的药物稳定性，可以准确计算药量。但是，前面提到了，口服的问题在于吸收的不稳定。是否进食，或者食物中是否有其他影响药物吸收的成分，都会对药物的吸收造成很大的影响。所以吃药时要遵医嘱，是该空腹吃，还是饭前饭后吃都要严格遵守。有些特殊人群，比如幼儿或者老人，口服片剂或者胶囊可能会成为问题，这个时候就会使用液体的滴剂了。这里需要提一下，做好的片剂或者胶囊，不要擅自嚼碎了或者拆开了吃。这样可能会破坏本来药物应有的释放速度，导致药物过于快速释放吸收，可能会引起药物中毒，或者不能完全吸收。

舌下含服：

这也算口服的一个变种。舌下黏膜有丰富的血液循环，有些需要快速吸收的药物就可能利用舌下含服来快速入血。最常见的就是急性心绞痛时候使用的硝酸甘油了。有些特殊病人，比如因为呕吐恶心难以使用口服药物的，有些药物就专门做成舌下含服的剂型，比如治疗严重偏头痛的利扎曲坦。

肠外注射：

胃肠外用药主要包括肌肉注射，皮下注射和静脉注射。注射的优点显而易见：口服难以吸收的药物可以通过注射直接入血；静脉注射可以立刻让药物发挥作用，迅速，有效；肌肉注射和皮下注射可以用来延缓药物的吸收。因为注射多在医院进行，也基本不会出现病人在家忘了吃药这样的情形。

但是，注射当然也是有很多不好的一面的。有些显而易见，比如需要医护进行，需要使用大量的医疗资源，经济性差；费用比起口服当然高了很多；痛苦，注射显然是会带来更多痛苦、不便，等等。

但更重要的是静脉注射可能带来一些口服不会有的风险。比如：

感染。注射时需要刺破皮肤，皮肤上的细菌，比如葡萄球菌就可能趁虚而入，导致感染。皮肤针孔如果潮湿就会进一步增加感染的机会。严重的情况下，细菌进入血液，扩散至全身，则可能导致致命的菌血症，危及生命。

静脉炎。静脉炎是人体静脉血管的炎症，常因为感染，或者因为针头的存在，或者注射的药物本身所导致。出现红肿热痛等症状。反复的注射还可能导致静脉出现瘢痕，最终静脉硬化，严重的会有静脉血管出现像条索一样的硬化。

渗漏。注射时候针尖扎破血管，药物就会渗漏到血管外的组织中，导致周围的皮肤低温、发白、肿胀、疼痛。如果药物是毒性很强的药物，还可能导致渗漏的血管周围组织出现坏死。

输液过量。如果因为疏忽或者液量和注射速度计算错误，就可能出现输液过量，这会导致高血压、肺水肿、严重的甚至心衰。

低温血症。当大量的冰凉的输液迅速经静脉注射进入血液循环后，还可能导致迅速的体温下降，严重的可能导致心脏出现致命的心室纤颤。

电解质失衡。过于稀释或者浓缩的输液快速进入血液循环，还可能导致血液中电解质失衡，出现高低钾、钠、镁血症等等。

血栓形成。静脉注射还可能引入异物或者空气进入静脉血管，导致血栓的形成。当然外周静脉注射导致的血栓几率很低，但是中央静脉注射的风险就会大幅升高。一次性引入大量的空气进入血管，可能会导致空气栓塞，引发致命的肺循环障碍，甚至引发心脏骤停。

所以，静脉注射和口服一样，是各有利弊的。不能简单的说“能口服不肌注；能肌注不输液”，这样又走向了另一个极端，误导了大众。正确的选择用药途径，援引一位网友的话说，就是“输液和口服药不存在哪个更优，只有哪个更需要”。这得根据实际情况和个人条件，合理的选择。需要输液时就一定要输液。

常用感冒药对乙酰氨基酚你知道怎样吃吗？

美国食品药品监督局日前发表公告，呼吁警告医生不要给患者开出超过合理剂量的止痛药对乙酰氨基酚。每次不要吃超过325毫克的量。因为没有证据显示更高剂量有更好的止痛作用，过量倒有可能引起肝脏损害。

对乙酰氨基酚是一个非常常见的药物。很多感冒药、止痛药主要成分都是这个，比如泰诺。普通剂量都是一片325毫克，但加强版会有500毫克。又因为是非处方药，可以自己在药店自由购买，所以选购和服用时需要谨慎。

关于对乙酰氨基酚，有几个普通人常见的误区，我觉得有必要普及澄清一下。

1. 尽管对乙酰氨基酚是最常用的止痛药，但是对于肌肉酸痛这样的痛是不怎么有效的。对乙酰氨基酚是非阿片类止痛药的一种。非阿片类止痛药还包括常见的阿司匹林、布洛芬。与阿司匹林这样的非甾体消炎药不同，对乙酰氨基酚通过阻断体内的一个叫做COX

的酶起作用。COX在体内起到帮助合成一种叫做前列腺素的分子，而前列腺素就是我们痛觉的罪魁祸首。对乙酰氨基酚阻断COX，从而抑制前列腺素的合成减少痛觉。大多数止痛药作用于外周神经，也就是除开大脑和脊髓的其他神经。但是对乙酰氨基酚很可能是作用于中枢神经系统的，也就是作用于大脑和脊髓，特异性地阻断COX这个分子。所以对乙酰氨基酚对于头痛、发热，或者别的轻微疼痛有效，但是对于肌肉损伤或者扭伤引起的痛就没有什么作用了。所以，对乙酰氨基酚不是万能止痛药。

2. 对乙酰氨基酚不仅仅在泰诺这样的常见解热镇痛药里面，在其他药物里也广泛存在。几乎所有非处方的感冒药或者止痛药里都有。比如，康泰克、百服宁、必理通，等等。其中新康泰克、百服宁的对乙酰氨基酚的含量都超过325毫克，达到500毫克。大多数号称治疗感冒的中成药里也都含有对乙酰氨基酚，如维C银翘片。所以，选购感冒药时需要认真阅读药物说明，搞清楚每片药的对乙酰氨基酚含量。服用时，仔细计算总剂量，不要过量。为了轻微疼痛，结果导致肝损害那就真是得不偿失了。

3. 服用对乙酰氨基酚很容易过量。美国食品药品监督局推荐的每日最大剂量是4000毫克。你可能觉得这个量很大，不会轻易过量。其实不然。比如一片加强版的泰诺就含有500毫克。新康泰克、百服宁等等也是一片500毫克。如果一次吃两片（很多人都这样做），那么一天吃4次，或者同时有服用其他感冒药或者中成药，就很容易过上限。过量的对乙酰氨基酚会引起肝损伤，严重的甚至死亡。实际上，根据美国卫生部NIH的统计，世界每年最常见的药物中毒就是止痛药过量。2009 年,美国食品药品监督局要求所有药厂在含有对乙酰氨基酚的药物外包装上必须清晰注明含量,而且必须警告消费者过量的风险。但是在国内,因为大量感冒中成药中都含有对乙酰氨基酚,又没有明确标识剂量,所以不明就里的人就可能把泰诺等西药与感冒中成药合吃,希望尽快好转,结果就很可能超量。所以,服用感冒或者止痛药时,千万谨慎。对成分没有明确标识的药物,更加要小心。

4. 对乙酰氨基酚不要用于醉酒导致的头疼。很多人前夜痛饮,第二天早上起来还觉得头疼,可是又要上班,于是抽屉里拿出一片止痛片吞服下去,希望能缓解头疼,振作精神去工作。但是请记住,如果你是一个没事喜欢喝个三两杯的,千万谨慎。酒精和对乙酰氨基酚同时在体内的话,肝损害的风险会成倍增长。因为对乙酰氨基酚是通过肝脏代谢的。对乙酰氨基酚在肝脏被处理为非毒性的物质后,从尿排出体外。为了做这个工作,肝脏需要一个叫谷胱甘肽的分子。慢性长期饮酒,或者饮食不健康,或者饥饿的人,体内的谷胱甘肽水平会很低,对乙酰氨基酚代谢过程的中间产物,一种叫做 N-acetyl-p-benzoquinoneimine 的有毒分子,就会在肝脏聚集导致细胞坏死。长期饮酒的人,即便只是服用 4 到 5 片加强版的对乙酰氨基酚就可能引起肝损害。有报道发现,服用对乙酰氨基酚时,即便只是一小杯酒也会提高肝脏损害的概率达 123%。而且,对乙酰氨基酚肝损伤的早期表现很可能因为不典型会被本人忽略。比如,早期肝损害的表现可能只是没有食欲,或者感觉恶心,跟夜醉后的难受劲很相似。

5. 对于孩子，感冒药更加需要慎重。很多孩子感冒发烧后，家长会自以为是地给孩子吃白加黑、康泰克，或者维C银翘片之类感冒药。儿童的用药剂量是要低于成人很多的。使用前需要仔细阅读说明，按照年龄或者体重计算合适用量。如果包装或者说明上没有写您孩子的年龄或者体重的使用量，就不要轻易自己决定服用。尤其是给幼儿吃的感冒药，因为通常是滴剂，很难掌握具体的量。这种情况下，一定要严格遵守药物说明，用吸管严格的测量剂量，千万不要自以为是的目测，或者就用个汤勺了事。孩子的健康，全在父母。

哪些情况需要立刻停止服用对乙酰氨基酚呢？

1. 如果用了3天，体温还是不降下来。请立刻停止服用，最好去看医生。

2. 连续吃了7天，疼痛还是不能缓解。

3. 服用后出现皮肤红疹、头疼，或者出现局部红肿，或者症状反而加重。

总之，每个人感冒发热在所难免，服用非处方药物时请仔细阅读说明书，不要在不知道的情况下服药过量了。孩子更是需要注意。

生病期间不可以打预防针？

疫苗恐怕是现代医学对人类做出的最大贡献。根据联合国最新发布的数据，如果现存的疫苗能在最穷的72个国家大规模推广，到2024年为止，将能节省因疾病治疗花费的62亿美元；如果所有的孩子都能获得及时接种，到2020年为止，将能拯救2500万个生命。与此相比较，接种疫苗的成本是非常低的。比如，联合国的数据显示脑膜炎疫苗平均价格为0.58美元，乙型肝炎疫苗只要0.26美元。美国的CDC数据显示，自1994年美国发起“the Vaccines for Children(儿童接种)”行动以来，过去20年间因为疫苗，全美减少了2100万次住院，避免了732000例死亡。新英格兰医学杂志最近发表的文章称，通过分析1888年至今的数据，自1924年到现在，仅美国一国就因疫苗避免了1亿3百万儿童患传染病。

疫苗接种的普及率这些年在全球普遍上升。比如百白破疫苗接种率通常被作为一个国家疫苗普及率的指标，1980年，全球只有20%的儿童接种此三联疫苗，到2012年就已经达到了83%。

但是，近几年，因为疫苗的功劳，传染病发病率急剧下降，尤其是一些发达国家，导致人们不再能切身感受疫苗的益处，认为可有可无，甚至疫苗有害的谣言满天飞。直接结果就是拒绝接种疫苗的人在某些地区有很大幅度的上升。

另一方面，很多人甚至一些医生，对疫苗接种的禁忌症适应症认识不清，往往产生有很多错误“常识”，比如发烧了不能接种，或者对鸡蛋过敏了也不能接种，等等。如此一来，尤其是家长，对到底什么时候接种，什么时候应该避免认识不清，从而延误疫苗的接种。

先来谈谈哪些是常见的误解。

最常见的对疫苗禁忌症的错误认识包括认为这些情况不可以接种：腹泻，轻度的上呼吸道感染，发烧，之前对疫苗的轻度或者中度的局部反应，正在进行抗菌素治疗，孕妇，等等。

具体来讲，这些情况虽然很多人以为是不可以接种，但其实是可以的，也是安全的。只说几个常见的：

百白破疫苗 TDap：上次接种 DTaP（白喉、破伤风、非细胞性百日咳混合疫苗）后出现高热；之前接种 DTap 后出现惊厥，但持续不超过 3 天；上次接种后幼儿持续啼哭不超过 3 小时；上次接种后四肢肿胀；稳定期的神经性疾病；哺乳期；正在进行免疫抑制剂治疗的患者。

注射用的儿童脊髓灰质炎疫苗：之前接受过一次或一次以上的口服儿童脊髓灰质炎疫苗。

麻疹、腮腺炎、风疹混合疫苗 MMR：之前的结核菌素皮试阳性；哺乳期；接种孩子的母亲正怀孕的；生育年龄段的女性；无症状或轻微症状的艾滋病毒感染者；鸡蛋过敏的；

乙肝疫苗：孕妇；自我免疫性疾病患者，比如红斑狼疮、类风湿性关节炎的。

灭活流感疫苗 TIV：对乳胶、碘伏或者鸡蛋不严重过敏的。

流感减活活疫苗 LAIV：哺乳期。

轮状病毒：早产儿；家人有免疫抑制性疾病的或者正在使用免疫抑制剂的；家人有孕妇的。

这只是列出了很少一部分错误的常识。那具体来说，哪些情况是禁忌症，哪些是需要谨慎的呢？

因为疫苗太多种，无法一一列举。只捡几个常见的。

过敏：对鸡蛋过敏的，需要避免流感疫苗和黄热病疫苗，其他疫苗是安全的。对明胶过敏的，应该避免 MMR、水痘和带状疱疹疫苗。

正在使用抗生素治疗的：如果正在使用抗病毒药物的，停药后 48 小时内最好不要接种流感减活活疫苗 LAIV、水痘疫苗和带状疱疹疫苗。接种后两周内不要使用抗病毒药物。流感灭活疫苗是可以的。

正在服用阿司匹林的：只有流感减活活疫苗 LAIV 应该避免。

哺乳母亲：所有疫苗都可以接种。

轻度疾病，无论有无发热，包括腹泻：只有 LAIV 因为是通过鼻腔喷入，需要等到鼻塞症状好转后再使用。其他疫苗都可以接种。也就是说发烧的时候也是可以接种的。

中重度疾病：一旦进入恢复期就可以接种疫苗。

有心脏病的：应该避免 LAIV。

HIV 病毒感染者：应该尽量避免卡介苗、LAIV 流感疫苗，无严重免疫抑制的可以接种 MMR 三联疫苗；轮状病毒疫苗需要谨慎。需要避免伤寒疫苗、黄热病疫苗。

中耳炎：无论发烧与否，除开中重度中耳炎应该等进入恢复期外，其他的轻度中耳炎都可以接种疫苗。

孕妇：孕妇应该避免炭疽杆菌疫苗、卡介苗、LAIV（TIV 流感疫苗鼓励孕妇接种）、甲肝疫苗、人类乳头病毒疫苗 HPV、MMR、百白破、伤寒疫苗、水痘、带状疱疹疫苗。

之前过敏的：如果是有严重过敏反应的，应该避免再次接种。但如果只是局部皮肤过敏，则可以接着接种。

结核菌皮试阳性的：可以接种所有疫苗。

再来就几个常见疫苗做个具体总结。

DTaP 白喉、破伤风、非细胞性百日咳混合疫苗：绝对禁忌症：之前对该疫苗或者其中成分有强烈的全身过敏反应；之前接种后 7 天之内出现严重脑病的。需要谨慎的：中重度急性疾病期的；严重的，正在恶化的神经疾病；上次接种后 48 小时内出现高于 40.5℃ 不能解释的高温的；48 小时之内出现休克症状的；接种后孩子持续哭泣超过 3 小时的；72 小时内出现惊厥的。

灭活流感疫苗：绝对禁忌症：之前接种后出现严重过敏反应的，或者对鸡蛋严重过敏的。需要谨慎的：中重度急性疾病期，轻微发热或其他疾病可以如常接种。

减活流感疫苗 LAIV（鼻用）：禁忌症：严重的过敏反应；对鸡蛋

严重过敏的；慢性的肺病，如哮喘，反应性气道病，心脏病，糖尿病，血液疾病如镰刀贫血的；免疫缺陷病人；正使用阿司匹林等水杨酸药物的；孕妇；有过 Guillian-Barré 综合症的。

参考资料

http://www. cdc. gov/vaccines/recs/vac - admin/downloads/contraindications - guide - 508. pdf

糖尿病人不可以吃水果？

随着生活水平的提高，中国的肥胖人群越来越多，糖尿病这个曾经的“富贵病”发病率也快速上升。2013 年发表在美国医学会杂志上的统计显示，中国的糖尿病患病率已经超过美国，中国成年人中有 11.6%的人患有糖尿病，接近 1 亿 1400 万，占全世界糖尿病人总数的 1/3。这是一个惊人的数字。这意味着几乎每一个人的身边都会有糖尿病人。

因为糖尿病的常见，也因为它的危害，人们或多或少地知道一些糖尿病的常识，比如多饮多食多尿消瘦的“三多一少”症状，比如得控制饮食控制碳水化合物的摄入，等等。

其中，“糖尿病人不能吃水果”一说流传甚广。表面看来很合理：水果多是甜的，糖分高，糖尿病最关键的就是要控制糖分摄入，理所当然不能吃水果了。

果真如此吗？

我们都知道，水果对我们身体非常有益。2014 年的一项研究证实，普通成人每天吃 200 克水果，能降低中风几率 32%，而同等量的蔬菜只能降低 11%。此外，水果还能降低心脏病、高血压，以及多种癌症的发病几率。所以，养成吃水果的习惯是很重要的。

水果之所以这么有益，是因为水果含有大量的维生素、矿物质和丰富的食物纤维。

但是水果大多数是甜的，糖尿病人真的能吃吗？

水果的甜味主要来自于它所含的碳水化合物。而摄入过量的碳水化合物会转换成葡萄糖，加重胰腺负担，恶化病情，所以适当的控制摄入量非常重要。

关键在于吃多少，而不是不能吃。每日吃进去的碳水化合物的总量最重要，而非来源，来自于水果或者米饭的碳水化合物是一样的。只要每日摄入的碳水化合物总量不变，用水果替代掉其他来源，比如米饭，就是可以吃也是鼓励吃的。

那怎样的水果能吃呢？

所有新鲜的水果都可以，也是最好的。如果是加工的水果，如冷冻、风干的、水果汁，只要没有额外加糖，也是可以吃的。只是得计算水果的碳水化合物含量，做到心中有数。

计算水果的糖分，很重要的一个指标叫做升糖指数。这是指每种食物中的碳水化合物转化为葡萄糖的速度。每种水果的升糖指数不一样，所以计算也不一样。升糖指数若低于 50 就算是低的。大多数水果都属于低升糖指数类，因为多数水果含大量的果糖和食物纤维。比如苹果是 38，柚子 25，橙子 48，草莓 22。哈密瓜、菠萝则属于中等升糖指数水果。同属于中等升糖指数的还有干水果，比如干枣、葡萄干等。

糖尿病人每顿吃进去的碳水化合物建议量是15克。吃进去这个水果的碳水化合物量，需要在其他的食物中减掉，也就是说，如果吃了15克水果的碳水化合物，需要相应减少米面的摄入量。

15克水果是个什么概念呢?

一片水果，或者小半杯干水果大概就含有15克的碳水化合物。这个杯是营养学上常用的单位，大约是等于250毫升的杯子。如果吃的是哈密瓜，每次最好吃3/4杯的量。水果汁则最好喝1/3—1/2杯的量。尤其干水果，因为风干后体积很小，但糖分不减，需要特别注意，大约两小汤勺的干水果，比如葡萄干，就达到15克了。

所以，如果吃的是低升糖指数的水果，就可以多吃一点。如果是高升糖指数的水果，就要少吃一点。碳水化合物总量最重要。

下面举一些常见的水果作为例子。

这些水果的量大约是等于15克碳水化合物：

1. 半个中等大小的香蕉。
2. 半杯(大约80克)的芒果。
3. 1.25杯(大约190克)的西瓜。
4. 1.25杯(大约180克)的草莓。
5. 3/4杯(大约120克)的菠萝。

只要控制水果摄入量在合理的范围，同时在其他食物中减去同等量的碳水化合物，糖尿病人不但可以吃水果，而且鼓励吃水果，因为水果的好处实在太多了。

关节炎是冻出来的吗？

冬天来临，街头时髦的年轻女孩儿，仍然为了美丽而对抗严寒穿着短裙。善良的老人总会咕哝一句："姑娘，关节着凉，老来会得关节炎的。"年轻人出门，慈爱的妈妈也总爱叮嘱一句，"天冷了，不穿秋裤，以后会得关节炎的"。

俗话说，不听老人言，吃亏在眼前。

但是，果真如此吗？寒冷会导致关节炎吗？

科学证据不这么认为。

首先，什么是关节炎呢？

医学上的关节炎包括很大的一类关节疾病。平日大家嘴里的关节炎，医学严格意义上讲，叫骨关节炎，又叫退行性骨关节病变，英语叫 wear-and-tear 关节炎，也就是磨损关节炎。关节炎非常常见，几乎每个人身边都会有一两个得关节炎的人。

我们人体的关节表面都有一层薄薄的软骨。这层软骨起到润滑、吸收冲击、减缓摩擦的作用。一旦这层软骨因为过度使用或者

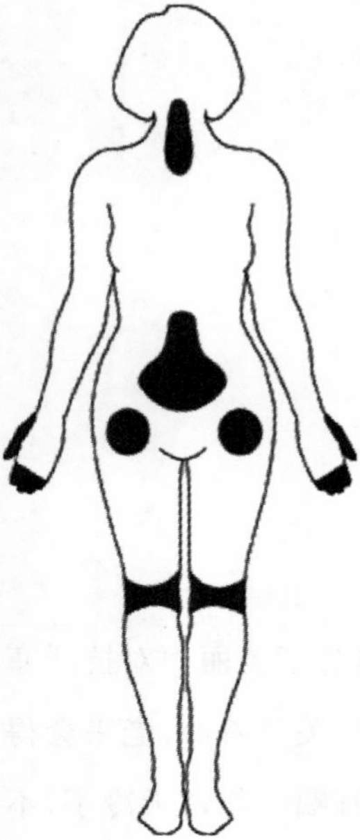

外来损伤导致磨损，表面不再光滑，关节活动起来就会导致两个关节头之间产生令人不适的摩擦，疼痛和炎症随之而来，这就形成了关节炎。

关节炎可发生于几乎所有的关节，但常见于膝盖、髋关节、腰脊关节、颈关节、手指关节，而其中膝关节最为常见。

先来看几个数据。

很多人都以为寒冷是导致关节炎的原因。也有很多人认为搬到温暖的地方去住，就可以治愈关节炎，因为远离了寒冷气候。如果这个说法成立，那么理论上讲，在本文作者所居住四季温暖的南加州就不应该有关节炎，或者至少比天寒地冻的北方少很多。

看看这张图。这是美国疾病预防中心 2009 年的统计数据。温暖的加州居民关节炎发病率和天寒地冻的伊利诺伊州是一样的。炎热的佛罗里达州和整年严寒的阿拉斯加州也是一样的。极寒的缅因州跟炎热的阿拉巴马州的发病率也是一样的。

那会不会是因为北方寒冷地方的人防寒措施做得好，比南方温暖地方的人对于关节的保暖更到位呢？

如果冬天到访过日本的人，可能都会对街头寒风大雪中光着大腿穿着迷你短裙的日本女中学生印象深刻。日本的孩子，从小到

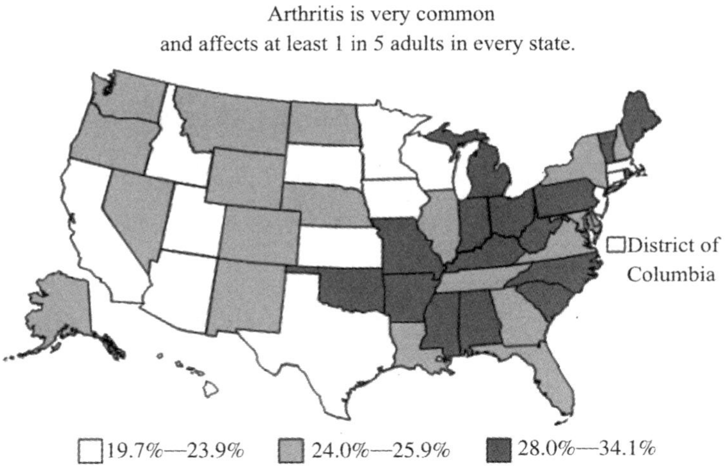

Age - adjusted population prevalence of arthritls among adults ages - 18 years, 2009 BRFSS.

大，校服就是短裙短裤。小女孩为了美，大冬天还故意把裙子往上卷，露出膝盖和小腿。旁观的人都不寒而栗。

我们将东京女性成年后关节炎发病率跟中国同纬度的落后地区武川做个比较。常常暴露在严寒下的日本女性是否比保守的裹着棉裤的武川地区女性要高呢？

2009 年东京大学做的统计，东京地区女性，50—59 岁年龄组，60—69 岁年龄组的膝关节炎发病率分别是 24.3%和 35.2%。而同时期中国人民大学的统计显示，武川地区的女性，50—59 岁年龄组，60—69 岁年龄组的膝关节炎发病率分别是 13%和 40%。60 岁以上的，比东京都高。这还是忽视了日本因为医疗系统的完善，就医的女性比例应该远高于武川地区这样一个事实。

再来看看哪些职业有最高的关节炎发病率呢。

研究显示，膝关节炎最高发病率的职业是需要长期站立作业的，如清洁工人、农民、教师、外科医生、短长跑运动员，等等。但没有常常浸在水里的渔民或者潜水员。坐在办公室的白领膝关节炎发病率很低，但颈关节炎发病率很高。加拿大2005年的调查显示，最高发病率的依次是洗衣工、服装加工厂女工、建筑工人、农民。有些职业甚至能观察到老板比员工发病率高两倍的现象，因为老板总是走来走去监督工人。

再来让我们看看美国疾病预防和控制中心，美国关节炎和皮肤病研究所，以及美国骨外科协会怎么说。

无一例外，叙述关节炎的发病原因时，非常一致：

> "因为长期反复的使用导致关节面软骨磨损或损伤。寒冷不会导致关节炎，也不会加重关节炎，但可能加重已有的关节炎症状。"

实际上，美国NIH早年做了一个有趣的实验。他们将22只兔子的膝关节暴露于极低温(－80度)，导致了关节头软骨部分细胞坏死，6个月后解剖没有发现一例出现骨关节炎。

所以，寒冷不是关节炎的原因。导致关节炎的不是受冷，而是过度使用了。

但现实生活中，几乎每个人的身边总会有一两个这样的长辈，一到气候转变甚至暴雨前夕，他(她)们总会提前预测到，因为"我的膝盖告诉我了”。英语甚至有这样的谚语“aches and pain，coming rains。（痛和疼，雨要来）”。

这是真的吗？

大多数科学研究都得出了不能确认的结论，所以用的是“可能”这个字眼。尽管也有一些研究证实了这种关联的存在。但1985年的一项双盲实验却得出相反结论，显示关节炎患者自觉的症状与实际天气变化没有任何联系。（http://www.ncbi.nlm.nih.gov/pubmed/4057192）

但的确许许多多的人用切身体会证实了寒冷或者雨雪会加重关节炎的症状。那又怎么解释呢？

一种可能的解释是，这个加重也许并非寒冷引起的，而极可能是因为暴雨来临前大气压的改变导致的。暴雨来临前，气压会下降，导致关节周围组织膨胀，因此刺激膝关节。另一种可能的解释是膝关节的肌肉组织和血管及骨骼软骨组织的密度不一，对于寒冷导致的收缩程度不一致，由此而来的轻微牵拉会导致疼痛加重。

寒冷既然不导致关节炎，那哪些因素会导致呢？

导致关节炎的危险因素分两种。一种是不可改变的因素，一种是可以经过生活习惯调整而改变，因此可以避免或者减少关节炎发病的。

1. 不可改变的有：

年龄。关节炎因为是机械的磨损，关节用的时间越长，发病率越高，所以多数是老人。

女性。很不幸，女性关节炎发病率远高于男性，原因还不是很清楚。

遗传。有些病人有家族病史,但是具体关联度还无法确定。

2. 可以经过调整改变的有:

肥胖。过度超重给膝关节造成巨大的压力,越重导致膝盖软骨磨损程度越高,关节炎发病率就越高了。

关节损伤。比如足球运动员、短跑运动员,膝盖超过负荷的使用远高于常人,也会很大程度提高关节炎发病。

职业。长期站立的职业,比如教师、外科医生、搬运工、建筑工人。这些职业对膝盖带来长期的劳损,关节炎发病率自然就增高了。

其他。比如糖尿病、低甲状腺素、痛风等,都会一定程度提高关节炎的发病率。

那说了这么多,不幸得上了关节炎,怎么办?

很遗憾,现在还没有能根治关节炎的手段。

药物可以缓解疼痛,却但无法根治关节炎,因为前面已经讲了,关节炎是关节头软骨的机械磨损,药物是没法完全逆转的。但是正确的药物,适当的休息,注意保暖,热敷或者冷敷(是的,有很多患者冷敷效果更好),以及适量的运动有助于缓解症状和减缓疾病的进展。如果体重过重,当然首先是减轻体重,降低膝关节的压力。

那么怎样的运动才是合适的运动呢?

美国疾控中心的推荐是每周有氧运动 2 个半小时,或者中等强度的运动 1 小时 15 分钟。同时加上肌肉伸展活动每周至少两次。卧床不动会恶化关节炎,加重症状。

哪些运动又是适合老年人的有氧运动呢?

稍微快速的行走,骑自行车、游泳、整理花园、门球、社交舞蹈、太极、倒走,等等,都是很好的运动。贵在坚持。

最后再来回答题目的问题,答案就是:

寒冷不会导致关节炎,但保暖有助于缓解关节炎的症状。

脚气＝脚气病？

脚气和脚气病常常被混淆在一起，这是中文特有的。因为英语的这两个病名一点相似也没有，脚气叫 Athlete's foot，运动员脚，医学名叫 tinea pedis，而脚气病叫 Beriberi。看，一点也没有关系。

脚气是一种表皮的真菌感染，常常发生在脚趾间，典型的表现就是痒，奇痒无比，脱皮。由于这种真菌喜欢潮湿的环境，所以在潮湿的地方，如果光着脚，就可能染上真菌，比如公共浴室，而这种真菌又需要一个持续潮湿的环境生长，所以爱出汗的汗脚就很容易滋长真菌，导致脚气。这就是为什么英语叫运动员脚，而广东话叫香港脚的原因。

虽然叫脚气，但是真菌可没那么老实，只呆在脚上。所以脚气也可以出现在身体其他潮湿的部位，比如腹股沟，或者易出汗的腋下。另外，虽然叫做运动员脚，但普通人的脚气多半是一个叫 T. rubrum 的真菌引起的，而真正的运动员的脚气多是 T. mentagrophytes 引起的。

脚气最常见的部位是脚趾间，以及脚板。脚趾间的脚气通常表现为瘙痒、脱皮、发红，严重的甚至会疼痛。脚板的脚气就好多了，通常不会痒，只是出现大量的脱皮，看起来一层死皮，不仔细检查都可能不知道自己有脚气了。另外一种脚气是在脚底出现大量的水泡，这种很容易合并细菌感染，让问题复杂化。

脚气诊断起来不困难，通常都不需要看医生，自己都能知道是不是脚气。但是有些时候，如果不是那么典型，可能就需要做些检查确认了，比如局部皮肤取样用氧化钾处理后，在显微镜下就能分辨是否是脚气，因为引起脚气的真菌很特别。

由于脚气的真菌喜欢潮湿阴暗，所以预防脚气的办法显而易见：保持干燥。光脚（这个不现实），或者穿吸汗性能好的袜子，在公共浴室时最好穿自己的拖鞋。

30％—40％的脚气会自愈，但是大多数脚气需要用抗真菌药物杀死真菌，药店通常有卖的喷雾的脚气药，通常都含有杀灭真菌的抗生素，效果都不错。特别严重的，或者反复发作的，可能还需要口服抗真菌药。

脚气病则完全是另外一回事。

脚气病是因为缺乏维生素 B1 引起的一个系统疾病的总称。Beriberi 这个词据说来自斯里兰卡的僧伽罗语，原意是弱弱，或者不能不能，指的是患病后全身虚弱的表现。至于为何中文叫做脚气病，查了文献，似乎也没有定论。

说起脚气病，有一段曲折的历史。因为维生素 B1 主要存在于酵母食物、麦子、燕麦、豆、坚果和肉类中，所以吃大米的亚洲人多发脚气病。19世纪，日本海军的一位在英国留过学的军医高木兼宽开始着手研究脚气病，因为那时的日本海军得脚气病的非常常见。据说那时的海军水手每年平均要病4次，其中近一半是因为脚气病。1883年，高木观察到从日本到夏威夷的军舰上患脚气病的水手非常多，9个月的航程中，一共只有367个水手，却有169个人得了脚气病，死了25个。他怀疑是食物的问题，于是在海军的支持下，又组织了一个舰队，走同样的路线，但这次他在船上准备了充足的肉、鱼和大豆。结果同样的9个月的航程，只有14个人患脚气病，无一人死亡。多么好的对照试验。毕竟是英国培养的医学博士。1884年，他又观察到脚气病多发在低军衔的士兵身上，这些士兵的食物除开米饭就没有别的东西。1885年，高木在《大日本私立卫生会杂志》上发表了他的观察结果，主张改善饮食添加肉类和麦，能有效防止脚气病。他任海军医务局副长以后，脚气病的发病率从1883年的23.1%骤降至1885年的不到1%。高木因为这些重要的发现，被日本称为维生素之父。但是直到1897年荷兰的医生Christiaan Eij*km*an才第一次证实脚气病是缺乏维生素造成的，并提议谷皮可以治疗脚气病。他因此获得1929年的诺贝尔奖。

那脚气病到底是怎么一回事呢？

脚气病之所以多发于亚洲，是因为亚洲人主食是大米，而吃大米时候，又习惯于磨掉表皮，得到雪白的米饭。而这种磨皮就把珍贵的维生素B1给去掉了。维生素B1的半衰期只有18天，所以很快体内就会不足，需要持续补充。一旦体内储备不够了，就会影响很多生理的机能，尤其是神经细胞很容易受影响。

所以脚气病是一个全身性的疾病，跟脚气完全两回事。

脚气病分三种。一种叫干脚气病，一种是湿脚气病，还有一种是婴儿脚气病。

干脚气病因为外周神经受损，导致肢体萎缩，部分瘫痪。主要表现为走路困难，手脚感觉异常，感觉丧失，或者麻痒，脚上的跟腱反射消失，下肢无力，甚至瘫痪，有些人还会出现意识模糊，语言功能障碍，恶心呕吐，周身疼痛。

湿脚气病主要影响心血管系统，所以有时是致命的，因为可能导致心衰。主要表现有心跳过快，血管扩张导致下肢水肿，甚至低容量性心衰，颈静脉压增高，呼吸困难，等等心血管的症状。

婴儿脚气病主要是因为母亲缺乏维生素 B1 造成的。主要表现为体重减低、呕吐、腹泻、有时惊厥、苍白水肿、烦躁、心跳过快，严重的甚至呼吸困难，死亡。

显然，随着生活水平的提高，食物多样化的普及，得脚气病的人是越来越少了。主要出现在贫困落后地区。现代城市居民患上脚气病的主要有消化道疾病或者手术后的病人，酗酒的人，做透析的，或者罕见的遗传性的基因异常。而最常见的是因为酗酒。长期酗酒的人，因为酒精会妨碍维生素 B1 的吸收和利用，长期饮酒就会导致缺乏，从而引起 Wernicke 脑病。表现为眼睛肌肉麻痹，意识不清醒，步态不稳。

既然脚气病的病因是清楚的，治疗起来就不困难了。缺维生素 B1，就补好了。所以脚气病的治疗主要就是补充维生素 B1，可以口服，紧急情况下，如酗酒的，需要静脉注射，所以维生素 B1 是急诊室最常备药物之一。通常注射后数小时就会出现明显的症状改善。平时主要食物中多加入富含维生素 B1 的食物种类，比如全麦面包、猪肉、酵母制品、瓜子、糙米、花菜、西红柿、橙子、鸡蛋也含有很多维生素 B1。

母婴健康频道

怎样避免婴儿突然死亡综合征

在网上看到这样一则悲惨的消息：

“一名7个半月大男婴被父母抱着跑进华东医院，大喊救命‘救救我孩子啊！’声声凄厉。称男婴捂被子超过1小时窒息。半个多小时后入院即宣告死亡，父母悲痛欲绝。”

这个场景是每一对新生儿的父母做梦都不想见到的，也让所有新生儿父母听起来就心惊胆战。

如无意外，这个孩子就是不幸死于婴儿突然死亡综合征。

婴儿突然死亡综合征，医学正规名称是 Sudden Infant Death Syndrome (SIDS)。孩子生下来到满一岁为止，是最为脆弱也是最为危险的12个月。每年光美国就有约4000个孩子突然意外死亡(Sudden Unexpected Infant Deaths(SUID))，最主要的三个原因是，婴儿突然死亡综合征、不明原因死亡、呼吸道被堵所致窒息死亡。

而其中，婴儿突然死亡综合征占了新生儿死亡的一半以上。

那什么是婴儿突然死亡综合征呢？

医学上的定义是1岁以内（0—12个月）的新生儿突然死亡，但即便经过尸检，现场检查或者病史回顾也找不到可供解释的原因的死亡，就归类于婴儿突然死亡综合征。高峰期出现在2—4个月。90%的婴儿突然死亡综合征出现在头6个月以内。婴儿突然死亡综合症有个别称叫做“crib death”（婴儿床死亡），因为绝大多数发生在睡眠时间。

2009年美国的统计数据是每10万个存活新生儿死于婴儿突然死亡综合征52.5。2010年全美有超过两千个新生儿死于婴儿突然死亡综合征。而1980年代，这个数字超过150/10万人。很可惜我没有查到中国的相关数据。

那到底是什么导致了婴儿突然死亡综合征呢？

很遗憾，目前为止还不是很确切。尽管各国医学工作者们试图找出确切原因，但目前的结果只是提示这些孩子可能是有某些大脑的缺陷或者异常，心肺控制功能不完全。确切原因仍然是不知道的。

我们目前所知道的是，婴儿突然死亡综合征不是因为窒息引起的，不是因为疫苗接种引起的，不传染，也不是因为父母忽视或者虐待引起的，不是因为呕吐窒息引起的。婴儿突然死亡综合征无法完全避免，但是有途径降低风险。

看看这个图，这是美国统计的婴儿突然死亡综合征发生率的数据。你可能会注意到1994年前后发生率开始大幅下降。

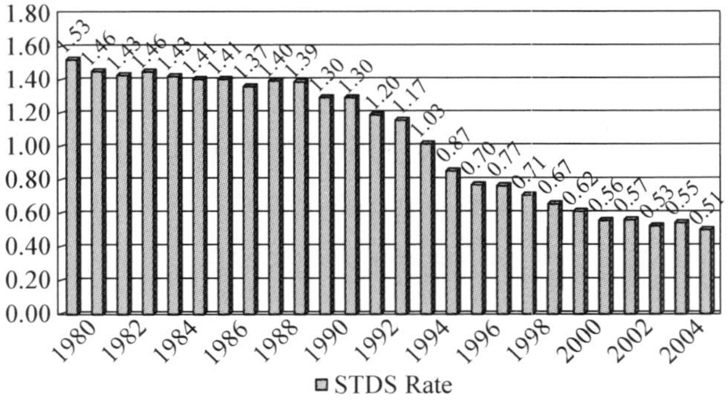

1994 年前后发生了什么呢?

这一年美国全面推广一项叫做“safe to sleep”(安全睡眠)运动。宣传教育新生儿父母让孩子仰着睡。这一个简单的举措拯救了成千上万的婴儿。

那哪些是婴儿突然死亡综合征的危险因素呢。

1. 趴着睡。

2. 睡在软的表面,比如成人用的软床垫、沙发等。

3. 盖着柔软的毯子或者被子睡觉,或者婴儿床上放有软软的绒毛玩具。

4. 睡觉时穿得太多,导致体温过高。

5. 怀孕时妈妈吸烟,或者暴露于吸烟的环境。

6. 和大人同床睡觉, 尤其是大人吸烟,或喝酒,或者过于疲劳,孩子盖着被子或者毯子,床上不止一个大人,孩子小于 14 周,这些情况尤其危险。

怎样做才能降低婴儿突然死亡综合征的风险呢?

美国儿科协会2011年10月更新了婴儿突然死亡综合征防止指南。具体就是：

1. 1岁之前，只要是睡觉，包括午睡，都要让孩子仰着睡。侧睡也不安全，不做建议。仰睡不会提高呛奶或者吸入的风险。因为婴儿的气道有保护机能，除开极少数喉部解剖异常的病儿。也不建议抬高婴儿床的头部，因为这样不但没有降低呛奶的风险，反而可能导致孩子滑到下面影响呼吸。

2. 用坚实的床垫和床单。建议使用相对紧绷的婴儿床垫，和不会移动也不大不小的专用床单。最理想的状态是床垫与床框之间只能插进两个手指的宽度。孩子睡觉的时候，不要在床上放任何东西，包括玩具、枕头、毯子、被子等。孩子应该穿上套手套脚的睡衣睡觉。

3. 建议和孩子同房间，但不要同床睡觉。研究显示这种方式能降低50%的婴儿突然死亡综合征风险。这种方式也能有效降低窒息及卡住的风险。婴儿床应该靠近父母的床。喂奶的时候，可以把孩子抱到床上。一旦妈妈有了睡意，就应该将孩子抱回小床。因为摇椅和沙发有极高的婴儿突然死亡综合征风险，如果妈妈有边喂奶边睡着的可能，也不要在沙发或者摇椅上喂奶。美国儿科协会一再在指南中强调父母不要与孩子同床睡觉，尤其是这些情况更是绝对不要同床：孩子3个月以内；父母一方是烟民；妈妈怀孕期间有吸烟；大人非常劳累的时候；大人在服用药物，或者饮酒；不是父母的任何人，包括兄姐；超过两个大人；床垫过于柔软；或者堆有柔软的被子或者毯子。

4. 婴儿床上不能有任何柔软的东西，包括被子、毯子。婴儿床周围的保护垫也应该拆除。

5. 怀孕期间和产后，都不要让孩子接触到二手烟。

6. 怀孕期间和产后，妈妈都要避免饮酒和其他成瘾药物。

7. 因为母乳喂养能降低婴儿突然死亡综合征风险，且对于孩子生长发育非常有利，建议母乳喂养。

8. 睡觉时候，可以考虑给孩子安慰奶嘴。应该在将孩子放进婴儿床时给安慰奶嘴，如果睡着了掉了出来，不要再塞回去。安慰奶嘴绝对不要挂在脖子上或者夹在衣服上。母乳喂养的孩子应该延迟给孩子安慰奶嘴，直到孩子习惯了妈妈的乳头，通常 3—4 周的时候就可以了。

9. 睡觉环境不要过热。原则上，孩子睡觉穿的衣服只要比同室内的成人多穿一层就好。父母应该及时检查孩子，如果额头出汗或者手脚很热，就要减少衣服。

10. 孩子应该按时接种疫苗。

11. 不要使用任何自称能降低婴儿突然死亡综合征风险的商品，比如特殊床垫。

12. 不要指望可以依赖婴儿心肺监护器（美国的家庭很多新生儿父母都会在床垫下装呼吸监护仪）。

13. 孩子醒的时候，建议尽早让孩子趴着，与他（她）互动，有助于肢体发育，也能避免长期仰睡导致的头骨变形。

参考资料

http://pediatrics. aappublications. org/content/early/2011/10/12/peds. 2011 - 2284. full. pdf+html

孕期的饮食

孕期到底哪些是应该或者是必须吃的，哪些是需要避免的呢，网上的信息鱼龙混杂，有些甚至荒谬之极。比如，不可以吃黑木耳，因为寒性滑利，不可以吃螃蟹是因为螃蟹性偏寒凉，活血祛瘀会导致流产。这些信息掺杂一起，让对民间说法将信将疑，又对正确知识不太了解的孕妇们无所适从，头疼不已。如果家里又有个“懂”各种禁忌的长辈，这不能吃那不能吃，让孕妇们想大快朵颐而不得，实在是对心情不利。

那到底哪些东西是有科学证据证实了必须避免或者必须吃的呢？

先从必须避免的食物说起。

1. 生鲜海鲜或者肉类。生肉或者生海鲜，像醉虾，或者没有烧透的肉类，因为可能被大肠菌、弓形体、沙门氏菌等污染，就可能导致感染，危及胎儿。煮熟了是不用担心的。所谓螃蟹性凉，是没有依据的。

2. 熟食店做好了的熟肉。因为做好后,存放了一段时间的熟肉,可能会被李斯特菌污染。而李斯特菌又可以经血液从胎盘传给胎儿引起胎儿感染,就可能导致流产。所以要尽量避免。如果需要吃熟肉,回家后记得要重新高温蒸煮再吃。

3. 海鱼。深海鱼大多含有高量的汞。孕期摄入大量的汞会引起胎儿发育迟缓,以及大脑损伤,应该尽量避免。含汞最高的海鱼有,枪鱼、箭鱼(swordfish)、方头鱼、金枪鱼等。

4. 熏烤的海鲜。腌制或者烤鱼干或者海鲜因为可能污染李斯特菌,也应该尽量避免。罐头封装或者高温现做的就没有问题。

5. 工业污染的河流湖泊里产的鱼。严重污染的河水会含有高量的多氯联苯,这是一种会在鱼体内积聚的污染物,吃下去就可能伤害胎儿。

6. 贝类。贝类最大的威胁来自没有完全高温烤煮。包括贝、蛤蜊、蚌等。要吃这些,务必烤煮透彻。但即便烤透了,也还是有可能因为海水污染,即所谓的红潮,相关的感染发生。所以,最好避免。

7. 生鸡蛋。可能国人吃生鸡蛋的不多,但是最近日本料理在中国大城市流行,日本料理里面常用生鸡蛋。生鸡蛋因为可能污染沙门氏菌,也会对胎儿健康造成威胁。所以,应该避免吃一切含有生鸡蛋的食物,这包括含有生鸡蛋制作的色拉、蛋黄酱,或者自作的冰淇淋。

8. 软奶酪。中国人从前不吃奶酪,但是随着西方生活方式的引进,很多年轻一代也开始喜欢买奶酪吃。现在超市里也会有各种各样的奶酪。其中软奶酪因为可能在制作保存过程中污染上李斯特菌，也会对胎儿造成威胁。应该避免吃。

9. 未经巴氏消毒的牛奶。同样道理，未经过巴氏消毒的牛奶也可能污染李斯特菌，同样有危险。要尽可能避免。经过巴氏消毒了的牛奶则是安全的。

10. 同理，午餐肉，拆开了的火腿片，也有可能污染上李斯特菌，要尽量避免。

11. 咖啡因。通常量的咖啡是无害的，但是有研究发现大量饮用咖啡则可能会对胎儿造成损害，引起流产。所以建议孕早期少喝咖啡，中后期每天不要超过 200 毫克的咖啡。通常一杯咖啡含有咖啡因 95 毫克，一杯茶含咖啡因 47 毫克。咖啡因也有利尿的作用，所以如果有喝咖啡习惯，记得适当补水。

12. 中药饮品。几乎没有科研数据告诉我们具体哪个中药饮品含有哪些对孩子有害的成分，所以尽量避免最安全。包括各种号称中草药炮制的凉茶之类。

13. 酒精。记住一个原则，孕期饮酒没有安全量。任何量的酒精都可能对孩子造成伤害。当然，这是个概率，并不是说，喝一杯酒孩子就会怎样。更不要因为喝了一杯酒就赶忙去堕胎。孕前饮酒也可能影响孩子的健康成长。严重的可能出现胎儿酒精症候群，小脑畸形，甚至导致流产等。所以，一旦打算计划怀孕了，就要尽量避免一切酒精，包括啤酒、葡萄酒。如果是意外怀孕了，那就从此之后不再喝酒。哺乳期也不要喝酒，因为酒精可以通过母乳进入孩子体内，对新生儿发育带来不良后果。

14. 未经清洗的蔬菜水果。孕期应该多吃蔬菜，但是如果没有清洗干净，这些蔬菜就可能污染上弓形体，甚至还可能有残余农药。所以要确保清洗干净。

15. 过量的维生素A。过量的维生素A可能引起胎儿畸形。推荐孕妇每日摄入维生素A2565个国际单位。一两牛肝约含有16200单位，一两鸡肝含有7400单位。

哪些是孕妇需要吃的，或者甚至是必须吃的呢？

1. 叶酸。叶酸是一种维生素。孕妇叶酸缺乏会导致严重的胎儿发育问题，比较典型的是脊柱裂。这个缺陷会发生在胎儿发育早期，往往在知道怀孕之前就已经开始影响胎儿了。所以，在打算怀孕之前的1个月开始，就应该每日补充400微克叶酸，一直到哺乳期。这个非常重要。通常孕妇专用的复合维生素都含有足量的叶酸，所以最简单的办法就是每天记着吃孕妇专用维生素片。

2. 蛋白质。孕妇每日需要71克蛋白质，鸡蛋是个好的选择。鸡蛋也含有丰富的维生素和矿物质，只是要记住不要吃生鸡蛋。

3. 全麦食物。全麦食物不仅含有大量纤维，也含有铁等。

4. 豆子。各种豆子，不但含有大量的蛋白质和纤维，也含有很多必需的营养成分，比如铁、叶酸、钙、锌等等。

5. 三文鱼。三文鱼含有很丰富的Omega-3脂肪酸。Omega-3脂肪酸被认为对于胎儿的大脑发育非常重要，同时还提供很多蛋白质和维生素B。三文鱼的汞含量通常比较低，所以每天吃少于一两左右的三文鱼是安全的。

6. 各种莓。草莓蓝莓都含有大量的维生素、钾、纤维，是非常合适的水果。

7. 低脂酸奶。酸奶含有大量的钙、蛋白质,又没有普通酸奶那么多糖分,所以也是对孕妇很有益的。

8. 孕妇每日需要1克左右的钙,需要27毫克的铁。因为铁和钙都很难从食物中充分摄取,所以最安全最可靠地就是服用孕期专用复合维生素。

9. 保证热量。孕妇需要比平日每天多300大卡热量。300大卡相当于一个小加餐,比如半袋花生酱、一杯奶加上一些零食。所以孕妇需要每日三餐间隔吃一些补充食物。但也不能盲目的猛补,热量过多会造成胎儿过于肥胖,不仅生产不利,对孩子的健康也不利。

总之,孕妇的饮食需要注意:饮食多样化,多食纤维,合理运动,保证饮水,保证热量,保证心情愉快。

孕妇查出单纯疱疹病毒抗体阳性有危险吗

最近有好几位国内的朋友问我关于孕前查到单纯疱疹病毒抗体 IgM(M 免疫球蛋白)阳性的问题,说是他们的医生认为这说明有近期感染,建议终止妊娠。满腔喜悦的小两口被当头泼了一瓢冷水,憧憬中的小宝贝转眼就要被扼杀在胚胎期,心情的惶恐和担忧可想而知。我了解了一下,国内现在常规对备孕妇女或孕妇行"优生五项"检查,其中就有一项是单纯疱疹病毒 M 免疫球蛋白。

优生五项,即医学上的 TORCH,TO 代表弓形虫,R 代表风疹病毒,C 代表巨细胞病毒,H 代表单纯疱疹病毒。缩写为 TORCH,正好是英文火炬的意思。是传统的常规孕前或孕期检查。检查项目具体是测试弓形虫,风疹病毒,巨细胞病毒,单纯疱疹病毒的抗体。抗体又分两种,一种叫 M 免疫球蛋白,一种叫 G 免疫球蛋白。

那么,这几项检查是否是必要的呢?

对比一下美国的情况。美国没有优生优育计划生育办公室,也没有官方的卫计委,但有美国疾病控制预防中心(CDC)和美国妇产科医师学会(ACOG)。这两个单位每年都会根据最新的科研进展更新临床指南,以指导具体临床实践。那么他们最新的指南是如何评价这几项检查的呢?

美国疾病控制与预防中心和美国妇产科医师学会推荐孕前和孕早期筛查检查项目是Rh血型和抗体,血常规,宫颈刮片,风疹免疫状况,水痘免疫状况,尿常规,尿培养,梅毒,乙肝,衣原体,艾滋病毒。看见了没,没有中国优生常规五项里面的弓形虫,单纯疱疹病毒,巨细胞病毒。为什么呢?这两个机构基于科研数据,认为对于没有症状的妇女,筛查这些项目既无临床意义,又会造成不必要的焦虑和医疗资源的浪费,因此明确不推荐常规筛查。尤其是对无症状妇女行单纯疱疹病毒筛查不能达到有效地预防和治疗作用,反而会因为这个不必要的检查,导致许多孕妇家庭不必要的惊吓。两个机构都特别强调:"Evidence does not support routine HSV serologic screening among previously undiagnosed women during pregnancy"(没有证据支持无感染单纯孢疹病毒病史的孕妇行常规筛查测试的必要性),"current IgM assays are not helpful and should not be used"(现有的M免疫球蛋白测试手段没有帮助,不应该被使用)。

但是现实情况是,据说不做这几项检查就拿不到准生证。敢不做吗?好吧,浪费钱就浪费吧。结果一查,坏了,单纯疱疹病毒M免疫球蛋白阳性。于是就有医生说,你这个得引产,不然就……各种可怕的后果都来了,准妈妈吓得魂飞魄散,谁不想要一个健康的宝宝啊,还是听医生的吧,可怜的孩子,就这样被扼杀了。

事实如此吗?

几家北京的专业医院网页都是这样解释的:

M 免疫球蛋白阳性,说明你可能正在感染此种病毒,近期不能怀孕。

甚至有论文说:“早期妊娠妇女优生五项特异性 IgM 抗体的检出,对于 TORCH 早期(急性)感染的诊断、病情轻重的判断及防治效果的评价具有重要意义”。

真的吗?

M 免疫球蛋白有意义吗,阳性真的那么可怕吗?

美国疾病控制与预防中心和美国妇产科医师学会在 2013 年临床指南中这样说道:IgM testing for HSV is not useful。什么意思?M 免疫球蛋白抗体检查是无用的。理由也列出来了:1. M 免疫球蛋白目前检测手段的敏感性过低,也就是说真的感染了也不一定能查出来;2. 也不能具体分型,因为单纯疱疹病毒分两种,1 型和 2 型,2 型才是那个危及婴儿的;3. 假阳性率还很高,就是说,查出来阳性却根本就没有感染的可能性很大。“因此,单纯疱疹病毒 M 免疫球蛋白检测没有任何帮助,应该避免使用”。看明白了吧。不要浪费钱了,即便查出来单纯疱疹病毒 M 免疫球蛋白阳性,也不说明任何问题。不仅要为此担惊受怕,甚至被不负责任的医生建议终止妊娠,而因此扼杀一个幼小的生命。

那如果非得要筛查,什么结果才有意义呢?

是那个型别特异的 G 免疫球蛋白。根据此项结果再做决定:

如果夫妻均阴性,则无需采取进一步行动。

如果妻子阴性，丈夫阳性，则应该避免无保护的性行为，避免丈夫传给妻子。孕晚期则完全避免性行为。或者同时对丈夫进行抗病毒治疗。

如果很不幸，孕妇查出来G免疫球蛋白阳性，还是2型，那问题来了，该不该继续妊娠呢？因为国情的不同，国内十有八九，医生会建议终止妊娠了。但美国人胆子大，而且只看科学结论。美国妇产科医师学会是这样说的，2型G免疫球蛋白阳性，而且有过去再发感染病史的，无论男性伴侣结果如何，都可以考虑36周开始抗病毒治疗，并行剖宫产。只要治疗得当，婴儿感染的风险是很低的。也就是说，即便感染了，也不是一定要引产的。

被查出来单纯疱疹病毒M免疫球蛋白阳性的准妈妈，该可以放心了吧，不需要引产，你还是可以有一个健康的宝宝的。

为什么需要筛查唐氏综合征？

唐氏综合征恐怕是为数不多的即便非医学专业的人也常有耳闻的先天性疾病的一种。很多妈妈也对此忧心忡忡，一是不知道是否有检查的必要，二是对它所造成的风险不甚了解，对医生又不信任，所以难以做出正确决定。

什么是唐氏综合征呢？

唐氏综合征是胎儿先天性染色体异常所造成的的一种疾病。染色体异常造成的先天性疾病有很多很多，而唐氏综合征是最为常见的一种。染色体是我们人体细胞内携带遗传信息的像丝带一样的微小结构。正常人的细胞内有 46 条染色体，而每两条凑成一对，因此有 23 对。其中 23 个来自母亲的卵子，另外 23 个来自父亲的精子。当精子和卵子在母亲体内结合，形成受精卵，然后在子宫内着床，也就是种植了下来，扎下根，于是开始像小树苗一样迅速分裂。一个变两个，两个变四个，四个变八个，直到成为成熟的胎儿。这个分裂过程中，细胞内的染色体要自行复制，变成双份，然后再分裂，所以每一个新的细胞内还是应该有正确的23对。可以想象，这个复制分裂的过程循环往复，重复无数次，就难免不会有一次或大或小的出错。一旦出错，就会出现错误的染色体，而细胞仍然会复制这个错误的染色体，这样正常的染色体被错误取代，正常细胞功能被打乱，染色体异常导致的疾病就出现了。

最常见的就是本应该是46条染色体，结果在某次分裂时，没有分裂开，导致某些细胞内出现了47条，某一对染色体本来只有两条，结果变成了3条，成了22对加3。这在医学上就叫三体细胞。

大多数情况下，如果胚胎出现了三体，这个胚胎多半会自然被淘汰，在早孕阶段自然流产掉。这算是大自然的优胜劣汰。但是，如果这个三体恰好是不影响生存的，就可能存活下来，直至妊娠结束，这样生下来的孩子就会出现程度不一的遗传病，表现出各种各样的不正常的生理智力功能障碍。

其中，第21对染色体出现三体，这样的孩子就称为唐氏综合征，因为第一个观察到并命名这个疾病的医生是英国的唐·约翰(John Langdon Down)。

唐氏综合征是能存活的三体疾病的婴儿中最常见的一种，世界范围内大约每700个孩子就有一个，光美国就有40万个唐氏综合征人。所以广为人知。这些孩子的体内部分或者全部细胞内都出现了3条21号染色体。很多问题随之而来。

最为典型的表现就是这些孩子大多身材矮小，头比较短，脸比较平，鼻梁低平，外眼角向上挑，耳廓的上面部分朝内弯曲，耳朵位置也比较低，舌头大，脖子粗壮，手指较短，拇指和食指之间间隔较远，手掌的横向纹路只有一条。是非常典型的面相。见过唐氏综合征孩子的人大多能一眼就认出来。

当然，如果只是外貌的问题，也就没什么可怕的了。最关键的问题是唐氏综合征会出现很多严重的先天性疾病。比如有的唐氏综合征的孩子会出现消化道畸形，比如先天性食道闭锁，十二指肠狭窄。先天性心脏病的发生率也非常高，大约每 5 个就有两个患有先天性心脏病。这些孩子的白血病发病率也非常高。另外，甲状腺疾病，骨髓疾病，眼睛的异常，比如近视、远视、散光等也很常见。

每一个胎儿都可能出现唐氏综合征，但最关键的影响因素是母亲的年龄。年龄越大，孩子出现唐氏综合征的几率越大。但是由于年轻的母亲占大多数，所以唐氏综合征的孩子 80％是小于 25 岁的母亲生下来的。也就是说，每一个都有可能。母亲如果小于 25 岁，唐氏综合征的几率是 1/1250，30 岁时是 1/1000，35 岁时是 1/400，40 岁为 1/100，45 岁的母亲怀上唐氏综合征孩子的机会高达 1/30。

1980 年代，唐氏综合征患者平均寿命只有 25 岁。但随着医学的进步，现在平均寿命已经达到 60 岁了。

没有一个母亲不想要一个健康的孩子。因为唐氏综合征一旦出现，目前还没有办法逆转，所以提前发现至关重要。

那怎么才能在妈妈肚子里面就知道孩子有没有唐氏综合征呢？

靠切脉肯定是不行的，好在现代医学已经有准确有效的手段了。检查唐氏综合征有两种试验：筛查试验和诊断性试验。

筛查试验，顾名思义，就是筛选是否有唐氏综合征的可能。一旦发现有异常，或者本身是高危孕妇，则需要做确定诊断的诊断性试验。

筛查试验包括两个。一个是抽血检查，另外一个是做超声波。这两个试验显而易见，不会对母亲和孩子造成伤害，非常安全，但是弊端是只能提供一个风险评估，不能确切诊断孩子到底有没有唐氏综合征。血液检查是检测血液中的蛋白浓度。某些蛋白在唐氏综合征孩子的母体内会增高，也就能提示唐氏综合征。根据检查的结果，考虑孕妇的年龄，筛查实验能给出一个大概的患唐氏综合征的可能性，大约能告诉79%—90%的风险几率。这也就意味着大约有21%的可能被漏掉。因此如果有高风险，则需要诊断实验来确定。

美国妇产学院建议所有孕妇均接受筛查试验，无论年龄。当然，这只是建议，不是强制。通常建议孕早期，11到13周，做血液检查，以及胎儿颈部超声波。这个超声波是测量胎儿颈部透明带的厚度，超过一定厚度预示唐氏综合征的可能。或者只在孕中期，15—20周，做一个血液检查，不做超声波。这个血液检查检测多一些蛋白，原理同上。选择哪一种取决于年龄和家族史等因素。

如果筛查试验发现唐氏综合征的风险较高。这时候就需要决定是否做诊断性试验了。因为上面说了，筛查试验不能确诊。

诊断性试验包括羊水穿刺和绒毛膜活检。这两个试验的确诊率非常高，能达到99%以上。是否有唐氏综合征，通过这两个试验，基本可以确定。因此美国妇产科医师学会也建议孕妇，无论年龄，可以选择不做筛查试验，直接做诊断性试验。在这之前只建议35岁以上的孕妇，或者有增高风险的孕妇才做诊断性试验，因为诊断性试验有风险。

羊水穿刺就是用一根针刺进子宫内，抽出一点羊水做检查，通常在16—20周进行。绒毛膜活检更进一步，直接取一些胎盘的组织，拿出来后检查有没有染色体异常，通常在11—14周进行。这两个试验精确度很高。但是因为是侵入性的检查，不可避免有风险。风险有多高呢？羊水穿刺导致流产的几率，根据医院的不同而不同，但是平均大约低于1/300到1/500，非常低。绒毛膜活检因为要取一些活组织，风险稍微高一点，大约1/100到1/200。

那到底哪些因素是要考虑的呢？

1. 筛查结果。上面已经讲了，不重复。

2. 如果之前有过怀上唐氏综合征的孩子的历史，则风险增高。

3. 家族史。

4. 年龄。这个也已经讲了。

虽然讲了这么多，但到底选择做哪个试验，还得自己在理解这些试验利弊的基础上，和根据自身情况评估风险的程度后，做出判断和决定。通常筛查试验做完后，医生能告诉你一个大概的风险率。低于1/150的，比如1/100，也就是有1/100的可能孩子有唐氏综合征，通常认为是高风险的。高于1/150的，认为是低风险的。

孕妇可以照射X线吗

经常听到有女性朋友在接受诊断性放射线，比如胸部X片，口腔X线照射，或者腹部X线照射后，发现怀孕了，或者怀孕期间因为疾病原因不得不接受X线照射了，于是身边朋友甚至很多医生都告诉她，孕期受到了照射会造成胎儿畸形，趁早终止妊娠，引产了事。谁也不想有个不健康的孩子。

我每次看到都感觉心痛难耐。

孕期受了照射真的会影响胎儿吗？

怀孕期间因诊断的需要可能接受的影像学诊断措施有X线照射，超声波，核磁共振，CT扫描，或者核医学诊断。其中，X线照射是最常见也是最容易引起孕妇和家属惊恐的。这来源于公众的普遍认识，认为X线照射会伤害胎儿，甚至引起畸胎。中国自由的堕胎政策又导致孕妇为避免畸胎的可能而选择堕胎的非常常见。

的确，高剂量的离子射线如X线会对胎儿造成很多严重损伤，如流产，胎儿生长障碍，小脑畸形，智力发育障碍，提高儿童恶性肿瘤风险。

但诊断性的X线有危险吗?

根据美国放射学会、美国妇产科医师学会、美国食品药品监督局的临床指导,绝大多数诊断性的放射性检查是不会造成胎儿伤害的,如果非说有也是非常非常低的。而美国放射学会明确说明,单次诊断性的X线检查的受照射剂量根本达不到能造成胚胎或者胎儿伤害的剂量。因此单次诊断性的X线照射不能成为堕胎的理由。我一再在这里强调诊断性这三个字,因为治疗性的放射线剂量会远远超过诊断性放射,那是另外一回事了。

一些女性在知道怀孕之前因为某些原因照射了X线,因此惶恐不安,加上一些医生错误的建议,导致这些女性一咬牙为了健康的孩子只好选择堕胎了。而一旦怀上孩子了,也还是有可能因为某些疾病或者意外需要使用X线检查做出正确诊断。那我们来看看数据,看看诊断性的检查会不会造成胎儿损伤,甚至畸胎。

胎儿接受的X线照射如果剂量低于50毫gy(gy是一种放射剂量单位,1gy等于100rad,50毫gy也就是5rad,等于5000毫rad)是不会对胎儿造成健康影响的。胎儿只有受到高于100毫gy的照射才可能出现健康问题,而尤以怀孕8到25周间最为敏感。100毫gy的剂量在通常的诊断性X照射根本不会使用到,除开钡灌肠、小肠连续成像,或者放射性治疗时才有可能达到这样高的剂量。

根据美国放射学会和妇产学会的数据,孕妇接受单次胸部X线检查腹中胎儿受到的照射剂量为0.02—0.07毫rad。记住,高于5000毫rad才会造成胎儿损伤。单次腹部X线平片胎儿受到的照射量为 100 毫 rad，肾盂静脉造影胎儿受到的照射量可能大于 1rad。乳腺钼靶检查胎儿受到的照射量为 7—20 毫 rad。钡灌肠或者小肠连续成像检查胎儿受到的照射量可以达到 2—4rad。头胸部 CT 检查胎儿受到的照射量小于 1rad。腹部或者腰椎 CT 扫描胎儿受到的照射可以达到 3.5rad。

用简单语言解释一下。

普通 X 线平片通常只会暴露胎儿于非常小的照射剂量，而且通常孕期需要做 X 线检查时候，孕妇的腹部是会用含有铅的防护衣保护起来的，更进一步降低受照剂量。除开钡灌肠和小肠连续成像，绝大多数造影剂荧光检查也只会给胎儿带来毫 rad 的剂量。CT 造成的照射依照射数量和成片距离会有不同。盆腔 CT 可能会给胎儿带来高达 1.5rad 的照射，但放射科医生通过使用低剂量技术是可以将它降低到接近 250 毫 rad 的。

2013 年末，美国妇产科医师学会公布了新的关于孕期牙齿保健的指南，第一次毫不含糊地说孕期是建议尽早做口腔保健，口腔清洗，包括做牙齿的 X 线检查。

所以，可以总结一下了。

常规齿科 X 线检查，头部 X 线检查，四肢 X 线检查，以及胸部 X 线检查，包括乳腺钼靶检查，或者头胸部 CT 是不会对胎儿造成损伤的，儿童期癌症的风险提高也可以忽略不计。需要做腹部检查时请与医生商量。所以如果孕期因为疾病的原因，或者受到创伤确实需要做 X 线检查且没有更佳替代，是不需要因此担心会造成胎儿危险而拒绝检查。你的健康不但对自己，对你的孩子也是最重要的。

那在知道怀孕前受到照射会影响胎儿吗?

怀孕前两周内如果女性接受了高于10 rad的X线照射,可能会杀死胚胎。但是这是一个0或者1的问题,也就是说如果胎儿存活了,就不会有问题。

但是确实有孕妇接受胸部X线检查结果孩子畸形了是怎么回事?

记住,不接受照射,同样会有4%—6%的新生儿有各种种类的畸形,但绝大多数是轻微的,比如胎痣,多一个手指或脚趾等。孩子有畸形不是诊断性放射线的结果。

那超声波对胎儿有害吗?

超声波使用的是一种声波,不是离子射线。目前为止,从没有过诊断性超声波造成胎儿损伤的报道出现,包括多普勒彩超。孕期超声波是安全的,这也是为什么现代妇产科产检不用X线,而常规用超声波。

那核磁共振安全吗?

核磁共振同样不使用离子射线,而是使用磁场改变体内的氢离子能量状态而成像。所以是不会对胎儿造成损害的。所以当需要检查胎儿中央神经系统发育情况或者确诊胎盘前置等胎盘异常时,核磁共振是最佳选择。

所以,美国妇产科学院给出的关于孕期X线检查的具体指南是:

1. 应该告知孕妇单次X线检查是无害的。低于5 rad的X线照射不会造成胎儿损伤,也不会造成畸胎。

2. 孕期如果需要诊断性X线照射做诊断检查，对于高剂量射线的担心不应该成为阻止或者放弃检查的原因。但如有可能，可以考虑其他替代性检查，如超声波或者核磁共振，代替X线检查。

3. 孕期超声波或者核磁共振是安全的。

4. 如需要多次X线照射，应该咨询放射线专家，计算胎儿可能受到的总照射剂量，以便指导诊断。

5. 孕期的放射性碘同位素的使用是禁忌，不可使用。

6. 放射性造影剂如可能应尽量避免。只有在确保使用的益处远大于可能对胎儿的损伤才可以考虑使用。

对于孕妇以下是注意事项：

1. 首先，也是最重要的，如果你怀孕了，或者怀疑怀孕了，告诉你的医生。这不光是X线照射，其他用药的选择，都会很重要。

2. 如果你怀孕期间需要做X线检查，记得告诉你的医生，你是否近期做过相似检查。也许这次的检查就可以省掉。

3. 总之，如果你怀孕了，或者怀疑怀孕了，请咨询医生，不管是做任何方面的检查。但不必要产生无谓的担心，更不是堕胎的理由。

参考文献

Guidelines for Diagnostic Imaging During Pregnancy. ACOG. http://www.acog.org/Resources_And_Publications/Committee_Opinions/Committee_on_Obstetric_Practice/Guidelines_for_Diagnostic_Imaging_During_Pregnancy

X-Rays, Pregnancy and You. FDA. http://www.fda.gov/RadiationEmittingProducts/RadiationEmittingProductsandProcedures/MedicalImaging/MedicalX-Rays/ucm142632.htm

第一胎剖腹产，第二胎还可以自然产吗？

2013 年底，中国计划生育政策做出了重大的调整。一方为独生子女的夫妇可以生育两个孩子，也就是所谓的“单独两孩”政策。这一政策为无数家庭带来了第二个孩子的希望。

另一方面，根据 WHO 的统计数据，2007—2008 年间中国孕妇生产采取剖腹产的比例高达 46%，接近一半，雄踞世界首位。2013 年的数据我没看到，但估计可能更高。同时期，美国疾病预防控制中心的数据显示，美国孕妇生产采取剖腹产的比例为 29.1%，亚洲的比例为 27%。

那么如果第一胎选择了或者因为医学原因必要采取了剖腹产，第二胎还能采取自然阴道产吗？

如果你有这个疑问，是因为周围的朋友或者不知从何而来的传言告诉你，第一胎剖腹产了，第二胎一定也得剖腹产，因为有子宫破裂的风险。

那么我们来看看科学研究和权威妇产科机构怎么说？

美国妇产学会 ACOG 注意到美国妇女剖腹产后再次生产时采取剖腹产的比例上升迅速，因此于 2010 年联合美国卫生署 NIH 召集妇产科专家召开了一个研讨会评估剖腹产后自然分娩的风险和益处。经过数日讨论，会议最后给出的结论是：对于大多数妇女而言，如果第一胎采取了剖宫产，第二胎采取自然分娩仍是合理的选择，呼吁医疗机构提供剖宫产后产道分娩的选择。

2010 年 8 月，美国妇产学会 ACOG 发布了更新的临床指南“妇产科医生的临床实践指南：剖宫产后产道分娩”，并于 2013 年再次确认了同一指南。那我们来看看这个指南具体的推荐：

1. 以下推荐均基于非常可靠的科学证据，列为 A 级推荐：

a. 大多数经历过一次下腹部横切口的剖宫产的女性再次生产，都可以考虑且可以作为产道分娩的对象，医疗设施应该提供产道分娩的选择。注意，这个前提条件是下腹部横切口。有些地方可能还会有做纵切口的剖宫产，那子宫破裂的风险会急剧升高，不推荐二胎尝试产道分娩。

b. 无痛分娩（硬膜外镇痛）可作为剖宫产后产道分娩的手段之一。

2. 以下推荐基于非强烈科学证据，请酌情考虑：

a. 经过两次剖宫产的产妇仍可考虑产道分娩。

b. 那些有高并发症风险的产妇，如头次为古典竖切口的，有过子宫破裂的，或做过宫底手术的，或者那些产道分娩为禁忌症的，如胎盘前置，产道分娩不应作为推荐。

我们来解释一下。

剖宫产后自然产道分娩最大最可怕也是最广为流传的风险就是子宫破裂。这恐怕也是所有孕妇面临选择时最大的担心。然而，美国妇产科学会的数据显示，如果经历过剖腹产，再次采取产道分娩导致子宫破裂的风险是接近0.2%，也就是500个中有一个的风险。这个概率是非常低的。一些研究提示如果生产时需要引产，则子宫破裂的风险有所上升，但也是非常轻微上升。另外，剖腹产后产道分娩比重复剖宫产要安全，即便之前经历超过一次的剖宫产，再次选择产道分娩也不会提高风险。剖宫产带来的对身体的损伤和可能的并发症远远大于选择产道分娩的风险。ACOG很清楚的声明之前有过剖腹产历史的产妇60%—80%可以成功产道分娩。

那具体到个人，哪些剖腹产后的二胎产妇仍然可以考虑产道分娩呢？

1. 之前有不超过两次的下腹部横切口剖腹产历史。

2. 没有别的子宫疤痕（除开上次剖腹产造成的之外），子宫畸形，或者子宫破裂历史的。

3. 如有必要，产科医院有条件进行紧急剖腹产术的。

如果符合以下条件，则更可以选择产道分娩。

1. 第一次剖腹产的原因不再存在（比如巨大儿）。

2. 产妇没有别的严重疾病。

3. 胎儿大小正常。

4. 正常胎位。

那哪些情况不应该考虑二次产道分娩呢？

1. 双胞胎。

2. 妊娠期间有妊娠糖尿病。

3. 妊娠高血压。

说了半天，二次生产选择产道分娩比起剖腹产，到底有什么益处吗？

住院时间减短，剖腹产可能带来的麻醉意外、手术感染、术中其他脏器受损、术后静脉血栓形成的风险都没有或者大幅降低了。产道分娩的新生儿呼吸窘迫综合征的风险也大幅降低了。

所以，第一次剖宫产后，第二胎生产时还是可以选择产道分娩的。绝大多数情况都是安全的，而且降低了重复剖宫产的一系列可能的并发症和痛苦。

怎么样知道孩子吃奶吃得够不够？

每一个计划中的孩子的降生，带来的是父母亲无穷的喜悦和幸福。但很快，很多从未经验的事情接踵而至，新晋父母往往被累得筋疲力尽，手足无措。这时候再有一个什么都“懂”的老人或者朋友，不停地告诉你这个不可以，那个不可以，要吃这个，要吃那个，更是乱上添乱无所适从了。

其中，到底怎样母乳喂养就是首当其冲的一件头疼事。

稍有些常识的人现在大概都知道了母乳喂养的种种益处，比如初乳的免疫作用，喂奶加强母子的感情联系，母乳安全卫生，冷暖适中，奶量根据孩子吃的量自我调节，等等。但是几乎所有的母亲在喂奶时都会遇到的一个疑问，就是：我的奶够吗？孩子吃得够吗？怎么样才能提高奶量？

母乳不像配方奶粉那样可以精确测量每次孩子吃的量，新晋的母亲有此担忧完全是可以理解的。其实，对自己乳量不足的担心，是所有新生儿过早被添加辅食或者配方奶粉甚至妈妈过早放弃喂奶的主要原因。

那怎样才知道自己的奶量够不够呢?

平均而言,虽然的确是有一些母亲因各种原因产奶不够,但这个比例是极低的。完全不产奶的母亲也是有的,但更加少见。

有些母亲因为受媒体的影响,对奶量产生不切实际的过高要求。比如书上写孩子需要每2到3小时喂一次奶,比如书上还写大多数孩子应该在6周的时候就可以睡个通宵不需要喂奶。如果自己的孩子不是这样的,比如吃得更加频繁,或者晚上还是要起来喂好几次,于是就开始担心,是不是自己的奶不够啊。另一方面,几乎所有的母亲都喜欢将孩子的任何反应归结于自己的奶的问题。比如孩子吐奶了,或者大便颜色不是那么黄,或孩子肚子疼,立刻就会想:啊,肯定是我吃了什么东西,导致孩子吃坏了肚子。

这都是人之常情。可以理解。

但是要记住,别急着先担心奶量够不够,新生儿虽然小,但也跟我们一样,有好的日子,有不太好的日子,有时候食欲好,有时候又没有食欲。但其实大多数情况下,这都跟母亲的奶没有关系。

那怎样判断孩子吃够了没有呢?

1. 每次喂完奶,乳房感觉变软很多,这是孩子吸进去很多奶的标志。

2. 每次吃完,孩子看上去很满足,很快就睡着了。

3. 刚生下来的孩子体重通常会有些下降,大概比出生体重下降5%到9%,这都是正常的。但是通常在第2周的时候开始回升。大多数情况下,头一个月除开最初的两周,应该每周体重大概增长140

到 280 克，2 到 3 个月，每周体重应该增长 140 到 220 克，第 3 到 6 个月每周增长 70 到 120 克，6 到 12 个月每周增长 25 到 85 克。

4. 最开始的几天，可能每天的尿布只会换一两次。等到母乳全面发动，孩子吃够了的话，每天应该会尿 5 到 6 次，就需要换 5 到 6 次纸尿布。如果是布尿布，可能需要换的次数更多一些。

5. 头一个月，孩子应该每天大概有至少 3 次大便，通常第 5 天大便颜色由最初的绿色转为黄色。等到 1 个月大的时候，大便次数可能会减少。偶尔隔天才会有一次大便，都是正常的。等到 6 个月，开始添加固体的辅食了，大便通常就会变得很规律，通常一天一次。

如果你的孩子上述几条都符合，恭喜你，你的奶是很够的，孩子吃得很好，不用担心。

吃奶不够有哪些表现呢？

1. 孩子的体重持续下降。如果 5 天到 2 周后，孩子的体重仍然没有上升，或者上升后又开始下降，那就表示吃得不够，或者有别的原因。请及时就诊。

2. 一天的湿尿布少于 5 到 6 个，表示尿太少，也是吃得不够的表现。

3. 生后 5 天到一周后，大便仍然是黑色或者绿色，量很小。

4. 尿色发黑，而不是清亮的，说明水分不够，也可能是奶不够的表现。

5. 孩子大多数时间都很烦躁，好哭。刚想喂奶，一挨到妈妈的乳房就睡着了，等抽出乳头来又开始哭。

6. 每次喂奶都需要超过 1 小时的时间，孩子永远看上去不满足的样子。

7. 喂完奶了还是觉得胀得难受。

遇到这种情况，就表示吃得不够。乳汁分泌不足通常有以下几个原因：

1. 乳头受到的吮吸刺激不够。睡得太多，或者有黄疸的孩子吸奶的时候可能乏力，对乳头造成的刺激不够。即便频繁喂奶，但如果每次吸的力量太弱，也是刺激不够的。

2. 母子分开。分开间隙太长，乳房就会失去持续的刺激，导致奶量下降。所以最好是将孩子24小时带在身边，随时喂奶。频繁的喂奶是最好的提高奶量的办法。

3. 每次喂奶时间太短。如果每次喂奶的时候孩子花在一侧乳房的时间太短，他/她吃进去的可能主要就只有含热量低、脂肪含量的低的前乳。通常新生儿需要吃奶20到45分钟才能吃够，每次喂奶的时候最好两侧都喂，这样保证两侧均得到充分的刺激。当然随着孩子的长大，力气也大了，每次吸奶可能时间就会缩短。

4. 母亲生病了，或者心理压力太大，奶量也会下降。别的内分泌疾病，比如甲状腺的疾病，也会影响到产奶的量。感冒了，或者开始工作有了工作压力，很多母亲也会奶量下降。

5. 添加奶粉，或者让孩子总是吸安慰奶嘴，都会导致孩子吸奶的时候不努力，因为不饿或者吮吸需求已经通过安慰奶嘴得到了满足，都会降低对乳头的刺激，降低产奶。如果实在需要添加奶粉，最好是喂完奶后用吸奶泵吸出来，保持对乳房的吮吸刺激。

6. 乳头痛。有时候孩子的吮吸会导致乳头疼痛，甚至破裂，这样的疼痛也会导致乳房产量下降，或者这种不适感也会让妈妈们不敢让孩子吃。做适当的姿势调整也许能起一定作用。

7. 做过乳房手术的。手术损伤了乳腺组织或者乳管，也可能会导致产奶下降。

如果不幸，因为上述原因，的确奶不够了，怎么办？鲫鱼汤或者其他所谓下奶的药物食物有用吗？

首先最好就医排除有没有乳房的疾病，或者其他内分泌的疾病。

其次，哺乳中母亲需要做的是营养充分合理，补液足够。判断喝的水是否足够，很简单的办法就是看尿的颜色。如果尿色清亮，没有便秘，通常说明喝水足够了。一天 6 到 8 杯水通常足够了。吃的食物需要注意首先要足够量，不要吃得太多，但得足量。哺乳期的母亲每天需要的热量大概是 1800 大卡左右，注意均衡饮食，蛋白质适量。

休息也很重要。抓紧一切可能时间睡一觉，有非常大的帮助。

频繁喂奶也是最有效的办法之一。只要孩子表现出想吃的样子，就喂。最少一天喂 8 次以上，12 次也不多。如果孩子老睡觉，把他/她弄醒，用湿毛巾擦脸擦耳后，脱掉衣服凉一下，都是有效的办法。

每次喂奶的时候尽量两边都喂。观察孩子吃奶的样子。通常孩子最初的几分钟很使劲地吸，然后就累了，转头睡觉去了。所以最好在他（她）累了之前换到另一侧去，每次两侧都喂两次之后再让孩子在一侧吃够为止。

喂奶的时候适当的按摩乳房也有帮助。按摩有助于让高热量高脂肪的后乳出来，让孩子吃到营养价值更高的乳汁。

喂奶的时候保证整个乳晕在孩子嘴里，乳头需要接触到孩子的后颚，才会得到充分的吸吮。

尽可能不要在哺乳期间给孩子喝奶瓶或者安慰奶嘴。要让孩子的吮吸需求都在妈妈的乳房得到满足，这样才会每次努力吸吮，达到最佳刺激效果。

如果每次吃完了乳房感觉还胀，最好用吸奶泵吸出来。排得越空，产的奶越多。

那有没有哪些食物能“下奶“呢？

能提高乳量的食物，比如国人喜欢煮的鲫鱼汤（它的作用主要是汤里的水）、猪蹄、木瓜、丝瓜，等等，还有各种煲汤，几乎是每个中国母亲产后必备的。但是很遗憾，没有任何证据证实这些食物有特殊的提高奶量的作用。当然喝这些汤没有坏处，只要别过量，汤里的水分充足，脂肪和蛋白质也很多，对于哺乳是有好处的。但是别指望这些东西真的有高于其他食物的特殊的下奶作用。目前有科研证据（尽管很弱）支持的有轻微提高乳汁量的食物有我们不太常吃的葫芦巴子，又叫香茴子，还有小茴香子也有一些弱证据提示可能能提高乳汁的量。除此之外，大蒜也有一些不强证据提示也许能提高奶量。其余的，都只是传说。营养均衡，水分充足，良好的休息，才是提高乳量的关键。

剃光宝宝的头发会让头发长得更浓密吗

自从女儿出生，就没少被她奶奶外婆隔着大洋一再劝告：要记得给孩子剃光头发，这样头发就能长得更浓密更好。最初几次，我还试图用头发的生理学基础来辩驳这种说法，说的次数多了，我也就懒得解释。爱怎么着怎么着吧，反正隔着太平洋，她们也不能强行把我女儿拉去剃头吧。

其实，给婴儿剃头，就能长出更好更浓密的头发这种说法，或者说是习俗，不只是中国有，广大的亚洲地区，以及南美的墨西哥、智利等地也有同样的说法。

我想，这肯定也不只是我。几乎所有的新生儿的父母都遇到过这种劝告，也几乎一定有一两个人指着自己孩子的头发说：看，就是因为我们给他（她）剃光了头发，所以现在才长得这么浓密这么好。甚至有些父母给孩子剪去睫毛眉毛，因为相信新长出来的睫毛眉毛会更黑更长。

那果真如此吗？剃光头发能促进头发长黑长粗长密吗？

很遗憾，不会。

新生儿剃光头发后新长出来的头发显得比以前浓密些，这样的结论其实是一个典型的将相关当作因果的观察性错误。有一些新生儿在刚生出来的头几周或者头几个月会有部分斑秃，也就是有些头皮没有头发。另外一部分孩子则生下来就有满头的头发，又密又浓。大概1岁前后，大多数孩子的头皮发囊会开始进入活跃期，开始生长出更多更密的头发。如果你正好在孩子1岁前给他/她剃光了头发，这时候长出来的浓密的头发就会被误以为是剃发的功劳。其实只是时间巧合。

其实，只要了解头发的解剖结构和生长基础就知道怎么回事。

人的头发，是从头皮里面的毛囊长出来的。在毛囊里面的部分不停生长，而出现在头皮外面部分的头发是死的，主要成分是角质蛋白。减去或者刮掉头皮外面的头发，头皮内的毛囊是没法知道的，更不可能存在一个反馈系统，促使毛囊长出更多更密的头发来。事实是：你剪掉头发，头发会长出来。你不剪头发，头发也会长出来。头发总是在长的。

剃光孩子的头发，新长出的头发是显得更加密一些更加粗一些，其实这只是因为剃光了头发，新头发长出来时，不再像原来的头发那样长短不一，而是同一时间一起生长，自然就显得比起原始头发显得厚一些。孩子头发的浓密与否、粗细颜色，主要取决于家庭遗传，加上后天的营养和保养。

当然，剃光头发也没有什么坏处，有些孩子剃光了露出圆圆的大脑袋来显得更加可爱,那尽管去剃光,好收拾好洗,只要剃光时不要伤着孩子的头皮就好。只是记住,剃光头发并不能让头发长得更好。

孩子可以看电视吗？

苹果公司的iphone、ipad带来了通讯的革命。同时也给孩子们带来了娱乐的革命。2014年的今天，无论你走到哪里，总能看见抱着父母的智能手机玩游戏或者看动画的孩子。也有无数的父母，想偷一时的懒，或者被孩子吵得无可奈何，只好妥协，把手机给孩子玩。2013年美国的统计说，10岁以下孩子们圣诞节最想要的礼物，第一名就是itouch或者iphone，可见这个随时随地的游戏机加播放器有多么受欢迎。

今天的家庭，可以说是荧屏无处不在。电视、计算机、平板电脑、手机、游戏机。小孩子几乎生下来就被这些荧屏包围。而作为父母，承认吧，你有多少次为了清净几分钟，或不被孩子分神，拿你的手机给孩子玩的？我猜绝大多数父母都有过。但是，每次你给孩子玩手机的时候，内心有过挣扎吗？有没有过一丝丝的担心，担心对孩子的智力发育不利？或者相反，你因为看到DVD包装上的“0岁教育”或者“大脑发育”这类的宣传而认为这会促进孩子的大脑发育的？

我想两者都有吧。

为了搞清楚到底荧屏娱乐对孩子有没有负面的影响，美国儿科学会在2011年做了一个大型的调查。调查显示，90％的父母说他们有给过两岁以下孩子看某些数字媒体的经历。全美国两岁以下孩子平均每天看电视或者智能设备的时间是1—2小时。到3岁的时候，几乎1/3的美国孩子的卧室有一台电视。而那些认为电视上的教育节目有利于孩子学习，或者对孩子健康发展很重要的父母，在家里总是或者大多数时间开着电视给孩子看的比例是不这样想的父母的两倍。

为了指导父母们如何给孩子看电视或者智能设备，美国儿科学会于2011年末公布了新的家庭电视指南，题目就叫做“媒体和孩子”。

这是基于大量的儿童发育研究得出的结论。这个指南试图回答两个问题：

1. 对于两岁以下的孩子而言，视频或者电视上的教育节目有教育价值吗？

2. 反过来，电视或者视频对2岁以下孩子有害吗？

那么儿科学会的结论是什么呢？

1. 市面上很多针对婴儿的视频节目都打着儿童教育的旗号，宣称能帮助孩子智力发育，但是没有科学证据证实这些节目确有教育作用。高质量的电视节目只有当孩子们理解它的内容以及背景知识时才有教育作用。而几乎所有的研究都发现只有两岁以上的孩子才有这个理解能力。

2. 与成人的互动玩游戏时间比起电子媒体对于孩子的大脑发育更加有价值。自由的,没有限定的游戏可以让年幼的孩子们学习到创造能力、想象力、问题解决能力,发育出思考和运动协调力来。自己跟自己玩的随意游戏也能让孩子学会自我娱乐,长大后也比较少依赖大人获得娱乐。

3. 对于年幼孩子来说,最好的学习方式是与大人的互动,而不是荧屏。

4. 陪伴孩子一起看电视或者视频也许能帮助孩子理解电视节目,但是比起单向被动的电视来说,跟大人之间的互动会更加有利于孩子的大脑发育。

5. 有些父母在陪伴孩子的时候,自己一边放着电视,这对于孩子来说也是一种背景媒体。这只会让父母走神,不能将注意力集中在孩子身上,减少与孩子的互动。开着电视也许也会影响孩子从游戏或者与父母互动中学习的效率。

6. 睡前看电视可能会导致小孩子养成不好的睡眠习惯,打乱睡眠规律,这又会导致坏心情、不良的行为、影响学习能力的发育。

7. 看太多电视的孩子可能有将来上学后语言学习障碍的危险,但是这一点尚不确定。

据此,美国儿科学会做出了以下推荐:

● 尽可能不要让 2 岁以下的孩子看电视或者使用手机看视频,如实在必须这样的话,也尽量缩短时间,记住儿科学会不推荐 2 岁以下孩子看任何电子媒体。

● 如果父母实在抽不开身来陪孩子玩，也尽可能不要打开电视，而应该在能监看到的情况下，让孩子自己玩玩具。比如说，母亲需要做饭的时候，不要打开电视省事，而最好让孩子在附近的地板上玩适合年龄的玩具。

● 不要在孩子的卧室放任何荧屏，包括电视、计算机、平板电脑等。

● 要记住，即便不给孩子看，自己在陪孩子玩的时候边看电视或者手机也是对孩子不利的。

● 吃晚餐的时候，不要开着电视，而应该关掉，专心和孩子一起就餐。

● 对于 2 岁以上的孩子，每天使用电子媒体，包括电视、计算机、智能手机的时间不要超过 1 到 2 小时，而且作为父母，必须确定孩子所看的内容是适合年龄的高质量的节目。

● 对于孩子来说，室外活动、阅读、发挥想象力的玩具，比起被动的电视节目要重要的多，也更加有利于智力和身体的发育。

这说的都是被动的单向接受的荧屏娱乐，那像 ipad 这样的互动的游戏对于孩子来说是有利还是有害呢？

儿科学会对此的回答是：不知道。因为目前为止，没有足够的研究数据得出结论。

所以这个得看父母怎样使用 ipad。如果只是用 ipad 作为视频播放的工具，那就等于电视了，应该避免。但如果作为互动的游戏机，也许对孩子大脑发育有一定帮助，但是也还没有足够数据得出结论。另一方面，即便是能提供互动的 ipad 游戏也不能让孩子学到实际物体的触感和反馈。但是最近的一个研究显示,玩两周的互动ipad游戏能让3—7岁的孩子的词汇量提高31%。另一项研究显示,互动的电子设备如ipad能提高孩子们的交流能力,前提是这个ipad是被作为与父母交流的媒体使用,也就是帮助父母花更多的时间与孩子一起玩,而不是让孩子自己玩ipad游戏,而父母在一边偷懒。所以,如果父母实在抽不开身,最好的办法是关掉电视,拿走ipad,不让孩子一个人玩ipad或者看电视。这样说,可能很多年轻的父母觉得很难做到。但其实想一想,我们小时候,电视也没有,更别提智能手机、ipad了。我们的父母能做到,我们也能做到。

癌症：无法避开的话题

关于癌症的一些误解

社会上流传一些让很多人相信的关于癌症的说法，似是而非，但却误人不浅。这些错误的说法不但会导致不必要的担心，有时候还会导致做出错误的决定，有些有效的防癌措施得不到重视，甚至忽视。有必要作出澄清，宣传正确的癌症知识。

1. 癌症意味着死亡吗？

从很多文学作品或者电视剧里，一旦诊断为癌症了，几乎就意味着判了死刑。绝大多数人也是因此谈癌色变。然而，实际上，随着现代医学的进步，癌症的治愈率或者缓解率这些年逐步上升。发达国家，如美国，癌症死亡率从 1990 年代后逐年下降。像一些常见癌症，如乳腺癌、前列腺癌、甲状腺癌，5 年生存率都超过了 90%。所有癌症综合起来，5 年生存率也有 66%。所以，癌症不意味着死亡。做好防癌措施，如戒烟、运动、减肥，发现癌症后及时治疗，治疗效果是远超出大多数人的想象的。

当然，这个生存率是给予大量人群得出的数字。一个具体的癌症患者，能存活多长时间，治疗效果满不满意，都取决于具体病情，比如癌细胞的生长速度、转移的程度、有无有效治疗手段、病人的整体身体状况等等，不能一概而论。

2. 吃糖会导致癌症吗？

不会。尽管研究显示癌细胞比起正常细胞要消耗更多的糖分，但是没有证据显示吃糖会导致癌症，也不会让癌症恶化，癌症病人停止吃糖也不会让癌变小或者变慢。但是高糖饮食会导致肥胖，肥胖又会提高某些癌症的患病风险。

3. 人工甜味剂会导致癌症吗？

不会。很多人工甜味剂的研究都没有提示这些甜味剂会导致癌症。除开环磺酸盐之外，所有的食品甜味剂都经过美国 FDA 严格审查，认为是安全的。

4. 癌症传染吗？

大多数情况下，不会。癌症不会传染。唯一可能从癌症病人传播癌症给另一个人的情况是组织或者器官移植。如果一个人得过癌症，之后他的器官或者组织移植给另外一个人，那这个人将来得癌症的风险会升高，因为残存的癌细胞可能因为移植进入受捐者。但是，可以想见，这种情况是非常罕见的，每一万个器官移植的人有两个发展成癌症的报道。所以移植器官时候，医生都会避免使用患过癌症的人的器官。

另一方面，某些癌症可能是病毒或者细菌引起的，比如人体乳头瘤病毒引起的宫颈癌，或者幽门螺杆菌引起的胃癌，肝炎病毒引起的肝癌。病毒或者细菌会传染，但是这些病毒细菌引发的癌症是不会传染的。

5. 心态积极与否会影响患癌风险，或者患癌后的治疗效果吗？

目前为止，没有可靠的研究证据提示一个人的心态积极与否跟患癌风险有什么关系。如果你不幸患上了癌症，理所当然大多数人会悲哀、愤怒，或者绝望，这都是正常现象。心态积极的患者可能会更加能得到周围社交圈或者家人亲戚的帮助，更积极地配合治疗或者更强大的感情支持也会帮助患者更好的应对癌症的各种治疗，所以还是最好保持乐观积极的态度。

6. 癌症手术或者肿瘤活检会导致癌细胞在体内扩散吗？

因为活检或者手术导致癌细胞扩散的机会非常低。经过专业训练的肿瘤医生手术或活检时会采取很多严格的步骤来避免癌细胞扩散。比如，如果手术中需要切除肿瘤后再切除其他非肿瘤组织，术中都会换器械，避免扩散癌细胞。

7. 如果肿瘤暴露在空气中会导致肿瘤长得更快吗？

不会。肿瘤暴露在空气中不会导致肿瘤增快，也不会导致扩散。

8. 手机导致癌症吗？

这是个到处流传的流言。根据目前为止最大型最严谨的研究数据，手机不会导致癌症。癌症是基因突变造成的，手机发射的低频能量是不会导致基因损伤的。

9. 高压线会导致癌症吗？

不会。目前为止所有的研究都不支持这个说法。高压线发射电磁波。房屋或者别的东西很容易就阻挡或者减弱高压线的电磁波。这些低能量的电磁波也是低频率的波，不会损伤基因。

10. 中药能治疗癌症吗？

不。尽管有些研究显示替代疗法，如中药，也许能减轻癌症患者化疗的副作用，如减缓呕吐，但目前为止，没有医学证据显示中药治癌有效。相反，化疗放疗期间如果服用中药会有害，因为中药可能干扰化疗放疗的治疗效果。所以癌症病人都应该如实告诉医生所有服用的中药或者食品添加剂，包括维生素。

11. 如果我的家人有得癌的，我也会得癌吗？

不一定。癌症源自基因突变。大约只有5%—10%的癌症是那些会遗传的基因突变导致的，比如乳腺癌。那些遗传性癌症的家庭，可能会有超过一个成员得上相同的癌症。这些癌症称为遗传性或者家族性癌症。但是其他90%—95%的癌症，是由于老年或者暴露于有害环境，如吸烟、放射，导致的基因突变所致。这些癌症称为非遗传性癌症，或者自发性癌症。所以，大多数癌症是不会遗传的。

12. 如果我的家人从没有得过癌症，我是否也就没有风险了？

不是。最新的研究证据提示，我们的一生中，大约有40%的人会在某个阶段患上癌症。大多数癌症是由于老年或者暴露于有害环境，如吸烟、放射，导致的基因突变所致。其余的因素，如什么样的食物，或者吃多少食物，是否锻炼，肥胖与否，都会影响患癌的风险。所以即便没有家人患癌，也还是有风险的。

13. 染发剂会致癌吗？

目前没有研究证据显示个人用染发剂会提高癌症发病率。但是有一些研究提示，染发或者是理发师，因为长期暴露于高剂量的染发剂或者其他有毒化学药品，患膀胱癌的风险升高。

怎样科学防治乳腺癌

2013年5月，好莱坞影星安吉丽娜·朱莉在纽约时报上发表文章，告知公众她因为检查出携带有BRCA1基因(这是一种提高乳腺癌发病几率的基因)，加上她的母亲死于乳腺癌，她决定防患于未然，干脆做了双侧乳腺切除。这对于一个以性感形象知名的女星来说，选择提前切除，还坦然面对公众，勇气可嘉。但在这勇气的背后，是对于乳腺癌防治知识的熟知。在美国，得益于整形术的成熟，携带BRCA1突变而选择预防性乳腺切除术的女性高达36.3%，并不罕见。

多年前我在北大医院门诊，一位60来岁的大妈来看病。她忸怩羞涩，支支吾吾。我一问之下，是右侧乳房溃烂流水。体检让我大吃了一惊。她的乳腺癌几乎拳头大小，表面溃疡严重。我问她为什么不早点就医。大妈来自于山东乡下，不仅没有一点乳腺癌的知识，发现了肿块也羞于就诊，才拖到这么晚。半年后大妈就去世了。

这两个例子，都指向一个让大众谈虎色变的字眼：癌症。我不知道朱莉的勇敢会触动多少女性开始自查，但我肯定有无数女性因为她的故事开始低头审视自己的乳房了。

“癌”字最早见于宋《卫济宝书》。“癌疾初发者，却无头绪，过一七或二七，忽然紫赤微肿，渐不疼痛”，表示痈疽，非现代意义的“癌”。古人把肛门癌称为痈症。把癌用作现代意义的恶性肿瘤的是日本人。最早见于日本大槻玄泽的《瘍医新書》。病头底下岩，指的就是坚硬的乳腺癌。

乳腺癌，是女性的头号大敌。预计每年全球有50万女性死于乳腺癌。其中69%来自于发展中国家。随着平均寿命延长，城市化和西方生活方式的浸入，发展中国家的乳腺癌发病率逐年上升。统计显示，中国女性乳腺癌每年新增110万，且每年以2%—3%的比例上升。

这个数字看起来非常惊恐，但乳腺癌真是那么可怕吗？

美国2013年的统计显示，1期（早期）乳腺癌的5年生存率达到了100%，2期达到93%，3期达到72%，即便是非常晚期的4期也达到了22%。诊断后20年生存率为64.5%。总体5年生存率达89.0%。从1990至2007年间，美国乳腺癌的死亡率以每年2.2%的速度下降，总体下降了21%。与此同时，中国的乳腺癌死亡率却上升了155%。

再看一个数字，美国80%的乳腺癌诊断于早期，而中国早期诊断的乳腺癌只占到了20%左右。

看出来为什么中美两国乳腺癌死亡率有如此大的差距了吗？

对，关键的字眼在于这个“早”字。

朱莉的例子就是早，而大妈的就是太晚。

乳腺癌早期（小于 5 厘米，无转移）是可治愈的疾病。局部肿瘤，如果雌激素受体阳性，治愈率可高达 90％以上。

那么，怎样才能做到早期发现，又怎样才能防止或者降低乳腺癌的发病几率呢？

先来说说乳腺癌有哪些危险因素。

乳腺癌的危险因素分两类。

一类是你无法改变的，如性别，年龄，遗传（有 5％—10％的乳腺癌源自遗传，其中携带 BRCA1 和 BRCA2 大幅提高患癌风险。朱莉就是一个典型例子），家族史（有直系亲属，如母亲、姐妹患乳腺癌的，风险加倍；有两位直系血亲患乳腺癌的，风险加两倍），乳腺组织致密（乳房结实的女性患病率要高于其他女性），特异的乳腺增生（非典型增生），月经过早（初潮早于 12 岁），绝经过晚（晚于 55 岁），胸部受放射（比如因为其他疾病接受大剂量的放射）；

另一类是可以改变的，如生育年龄（没有生育的女性和第一胎晚于 30 岁的女性乳腺癌发病率稍微升高），口服避孕药（轻微升高，但停用 10 年后风险恢复如常人），绝经后接受雌激素治疗（如用于绝经期症状，或骨质疏松症），喂奶（哺乳过的女性风险要低于从未哺乳的，尤其哺乳长于一年半的进一步降低），喝酒（每天喝 2—5 杯的风险升高 1.5 倍），肥胖，缺乏运动。

至于网络上流传的，环境、吸烟和熬夜，跟乳腺癌到底有没有关系，现在仍然缺乏证据支持。

知道了这些危险因素，就很好理解如何预防乳腺癌了。简单的说，就是1.规律锻炼，每天运动20—30分钟就够了，贵在坚持；2.保持体重在正常范围内，不要过胖，也不要过瘦；3.避免或尽量少饮酒；4.尽可能母乳喂养孩子。前三条做到了，就不光是降低乳腺癌风险了，其他癌症，还有成人病，像糖尿病、心脑血管病，都一起降低了。

转过头来，再说说如何早期发现乳腺癌。

乳腺癌的早期发现跟个人医疗环境、国家的医疗政策、医疗资源等有关，但至少个人可以做到的是：自检。每天洗澡的时候，用手检查乳房，如果发现异常肿块，及时就诊，这个很简单实用吧。40岁以前，如有条件，至少每3年接受一次专科医生检查。40岁以后，建议最好每年接受体检，并做个乳腺钼靶X线检查，就是给乳房拍个片子。高风险的女性，如已知有BRCA1或者BRCA2基因突变的，一级血亲患有乳腺癌的，10岁到30岁之间接受过胸部放射线治疗的，如果条件允许，应该每年接受一次乳腺钼靶X线和核磁共振检查，这个估计大多数人难以做到，只限于医疗条件超好的人群。

现在，您该知道了，乳腺癌虽然听起来可怕，实际上，治愈率很高，即便不幸得上了，生存质量也很高。关键一个字，就是“早”。所以，这个“虎”谈谈也不用再色变了。

怎样科学防治宫颈癌

2003年，香港的百变天后梅艳芳因宫颈癌香消玉殒。世人震惊。从公布病情到离世，只经历了短短几个月，让无数歌迷扼腕叹息。

宫颈癌，是除乳腺癌之外，威胁女性健康的一大病因之一。预计中国每年患宫颈癌的女性多达10万之众。

那首先，什么是宫颈癌呢？

女性的阴道顶端，与子宫相连接，子宫突入到阴道的那一部分，就叫做宫颈。这个地方长了恶性肿瘤，就叫做宫颈癌。宫颈癌一旦生长，早期还会局限在宫颈内，到了晚期，就会突破子宫颈的限制，侵犯子宫周围的组织，比如旁边的盆腔、淋巴结，甚至转移到别的器官，比如肝脏，甚至大脑。到了这样的晚期，治疗手段就乏善可陈，死亡率就很高了。

每年全球预计有53万新宫颈癌病例，其中28万人死于宫颈癌。中国2010年的统计，每10万个女性中，会有9.6个得上宫颈癌，最终有 4.3 位会死于宫颈癌。高峰年龄为 40—44 岁和 80—85 岁。

听起来很可怕。

另一方面，美国女性的宫颈癌发病人数从 2002 年到 2009 年，每年下降 2%，从 1975 年的每 10 万 14.8 人，下降到 2010 年的 6.7 人。其中亚裔女性下降更快，每年下降 4.4%。

而一旦患上了，死亡率有多高呢？中国最新的统计是 10 万女性宫颈癌死亡率为 4.3. 而同期，美国女性宫颈癌的死亡率只有 1.7，总体 5 年生存率高达 67.9%，就是说，100 个患者有 67.9 位基本治愈。而其中有一半是早期被诊断的，这部分患者治愈率高达 90.9%。

这是怎样做到的？

先来说说为什么有些人会得宫颈癌。

几乎所有宫颈癌都是由一种叫做人类乳头瘤病毒造成的。这种病毒非常常见，且很容易传染，大多数人只要有过性行为，一生中都会在某个时期感染上。但大多数情况下即便感染了也不会引起任何症状，所以你也就不知道。大多数感染最终会自行消失，但有些人，又偏巧感染上其中的一些亚型，就可能长期存在，慢慢改变宫颈上皮，最终发展成宫颈癌。

除开人类乳头瘤病毒，其他一些因素也是会提高宫颈癌风险的，比如：

吸烟。

艾滋病毒携带者，长期免疫抑制剂使用患者，长期激素使用患者。

长期使用避孕药，5 年甚至更长的。

生育过3个或更多的孩子。

有多个性伴侣的。

宫颈癌，和其他癌症一样，从正常细胞变成癌细胞，往往经历漫长的数年至数十年，在变成癌症之前有一段时期，细胞已经开始变化，但是还没有变成癌症，就像孙悟空变形之前将变未变的时候，叫做癌前病变。如果在最终发展成宫颈癌之前，至少在出现癌前病变的时候，及时发现，采取措施，就可以防止宫颈癌的出现。这个时候治疗，则根治率极高。

那么，怎样做才能有效地在变成癌症之前发现它呢？

很简单也很直白，定期从宫颈处取一些细胞，用显微镜检查，病理医生就能及时发现细胞的变化，制止进一步的发展。防患于未然了。

这个检查医学上叫宫颈刮片或者宫颈涂片，或者一种叫做液基细胞学检测的检查方法。就是用小刷子从宫颈处刷一点细胞下来，给专业的医生检查。非常简单，不费时间，也几乎没有痛苦。

美国之所以宫颈癌发病率和死亡率每年递减，就是因为相对比较普及的宫颈刮片检查。但即便如此，美国也只有大概33％女性做了常规的宫颈刮片和人类乳头瘤病毒检查。有意思的是，调查发现，筛查的比例与教育程度正相关，教育程度越高，定期做宫颈刮片的就越多，最终宫颈癌发病率就越低。所谓知识改变命运，在对待癌症上是千真万确的。

那么作为普通人，应该怎样进行宫颈刮片呢？

美国妇产科学会于2013年9月根据最新研究结果更新了预防宫颈癌的宫颈刮片指南，具体就是：

所有女性，从21岁开始，或第一次性行为后3年开始，到29岁满为止，每三年去妇科医生那里做一次宫颈刮片；从30岁到65岁，每三年去妇科医生那里做一次宫颈刮片，或者对于不想如此频繁检查的女性，每5年做一次宫颈刮片加人类乳头瘤病毒测试；65岁以后，如果之前没有过宫颈上皮异常的，或者过去10年连续三次刮片阴性，则应该停止继续筛查。

除开定期做宫颈刮片，其他一些措施也能有效降低宫颈癌的发生。

人类乳头瘤病毒疫苗。2006年美国药物食品管理局批准了人类乳头瘤病毒疫苗。此疫苗临床试验提示能有效防止宫颈癌的发生，因此美国疾病预防和控制中心建议所有11—12岁少女都接受3次接种，13岁至26岁的女性如果之前没有接种，也建议接受3次接种。目前，全球有几十个国家，包括美国、大多数欧洲国家、澳大利亚、日本等发达国家，都有全国性质的接种计划。很遗憾，中国尚未批准此疫苗的使用。

禁烟。吸烟提高的不光是宫颈癌的发病几率，其他很多癌症，比如肺癌、大肠癌、膀胱癌，都会上升。所以禁烟是降低癌症的有效措施之一。

避免接触人类乳头瘤病毒。尽量避免多名性伴侣的性行为。性行为使用避孕套也能一定程度减低风险。

另外，即便不幸患上了宫颈癌，现代医学的治疗很有效的，早期治愈率很高，晚期生存率也不差。发现了就应该及时治疗，争取完全治愈。不要像梅艳芳那样，试图走别的途径，耽误正规治疗，最终后悔莫及。

怎样科学防治大肠癌

大肠，是连接小肠到肛门的一段肠道。可能大多数人听到大肠，都会想到大便。的确，大肠是产生大便的场所。健康的成年人的大便，80％是水分，剩下的20％，其中三分之一是食物残渣，三分之一是肠内细菌，三分之一是新陈代谢脱落的肠黏膜。人体肠道内细菌大概有400种之多，每克大便大约有1千亿个细菌。

但是可能跟你想的不同，大肠远不止只是产生大便和储藏大便的容器。大肠内的大量细菌不仅帮助我们维持菌群平衡，还能产生很多必要的维生素，比如维生素K，而且也能通过排泄和吸收维持人体的水电解质平衡。

近些年，中国的大肠癌发病数逐年上升。欧美国家大肠癌在所有癌症发病率中排在第二位。中国原来大肠癌是比较少见的，大概在所有癌症中排名第5，但是随着生活饮食习惯的改变，比如高脂高蛋白的摄入量增加，加上运动的不足，大肠癌在中国的发病率不断升高。据2012年的统计，在一些大城市，如北京上海，大肠癌已经成为上升最快的恶性肿瘤之一，现在排在第二位，仅次于肺癌。

所以这是一个严重的问题。

我前面讲过，所有的癌症，治疗的关键是早期发现。

大肠癌属于那种可以预防的癌症，所以掌握一些大肠癌的知识，不但有助于理解大肠癌的风险因素，也还可能阻止大肠癌的发生。

但是，媒体中，大肠癌到底如何防治，如何进行有效地筛查，如何做到早期发现，信息鱼龙混杂，很让人迷惑。

首先来说说大肠癌会有哪些症状。

最常见的大肠癌的症状包括：

大便习惯的突然改变。比如大便突然变得很细。

大便带血。可以是很红的鲜血，也可以是黑黑的黑便。

忽然出现的便秘，腹泻，或者拉不干净的感觉。

忽然出现的腹部胀气，饱满的感觉，或者绞痛。

没有减肥却体重下降严重。

疲倦，没有力气。

看到这里，你可能也明白了，除开肠道的特殊表现，大肠癌的症状都不是那么特殊，很容易就被忽视了。

所以了解大肠癌的危险因素显得非常重要。对于高危人群，就应该提高警惕，多留意一下自己。

那么大肠癌有哪些风险因素呢？

风险因素还是分两类。一类是你没法改变的。一类是通过努力可以改变的。

第一类风险因素包括：

年龄：这个很好理解。年龄越大，得癌症的风险越大。90%以上的大肠癌是50岁以上的人得的。

有过肠道息肉或者大肠癌历史的人：你如果有过肠道息肉，或者原来得过大肠癌，那你的风险倍增。

有过炎症性肠病。比如原来有过炎症性肠病，如溃疡性结肠炎，或者Crohn病的人，患大肠癌的风险也急剧上升。

遗传因素：有两种家族性的遗传病会导致大肠癌的风险增高很多。比如一种叫家族性腺瘤性息肉病的，还有一种叫遗传性非息肉性结直肠癌的。

家族史：如果你有个家人得过大肠癌或者结肠息肉的，你的大肠癌风险也增加。

第二种可控的风险因素：

生活方式：肥胖，吸烟，喝酒，缺乏运动，都会提高大肠癌的风险。研究显示，每天喝45克的酒，大肠癌风险提高至1.41倍。吸烟提高大肠癌风险1.2倍。肥胖的人大肠癌几率是正常体重人的1.45倍。

食谱：食物中红肉比例太高，比如猪肉、牛肉、羊肉，或加工肉太多，也与大肠癌息息相关。食物纤维太少，也会提高大肠癌的几率。

那怎么做才能最大限度的降低患大肠癌的机会呢？

- 永远别吸烟。
- 如果你现在吸，戒掉。
- 多运动。别一天到晚坐着。规律运动可以降低大肠癌风险 24%。

- 别长胖，维持合适的体重。
- 尽可能少吃红肉，以及加工肉，如火腿肠。
- 尽量少饮酒。
- 食谱中多加纤维，比如多吃绿色蔬菜，水果。

那如果不幸你有这些风险因素，有什么办法能早期发现大肠癌吗？

除开我上面讲的常见症状，自己每天大便时留心外，有三个有效的检查可以及早发现大肠癌。

高敏感大便潜血试验。就是查大便。大肠癌在肠道表面，有时会出少量的血，这些血会通过大便排出来，所以查查大便里有没有血细胞，就可能早期发现大肠癌。

乙状结肠镜。这是一种相对较短的纤维镜，从肛门插进去，可以早期发现肿瘤。

结肠镜。这个镜子更长一些，可以检查整个大肠。

50 岁以上，75 岁以下的人，建议接受这三种检查。具体就是：50 岁以后，每年做一次高敏感大便潜血试验。这个方便易行，争取每年做到，可惜敏感度和特异性都不高，也就是假阳性和假阴性都不低。或者每 5 年一次乙状结肠镜，但是 5 年一次又怕漏掉了大肠癌正好发生在这 5 年间歇，所以同时建议每 3 年一次大便潜血试验。最好的，也是最有效的是结肠镜，建议每 10 年一次，也就是 50 岁、60 岁、70 岁各做一次。

75 岁以后，因为通过这些检查发现癌症降低总死亡率的益处显著下降，所以不做推荐。

这上面说的是普通人群。有一个特殊情况除外。那就是如果你有直系亲属，比如父母亲，得了大肠癌的，那应该在他或她得大肠癌的年龄的前 10 年开始做这些筛查。简单的讲就是：如果父亲 50 岁得了大肠癌，那子女应该在 40 岁开始筛查，以便及早发现，及时治疗。

你不知道的肺癌表现

肺癌是严重威胁我们生命的一个可怕的疾病。据 2008 年的统计，肺癌在中国已经替代肝癌成为第一大癌症死亡原因。华东地区的肺癌发病率要远高于西部地区。2011 年的统计显示发病率最高的为上海，10 万个人中，男人肺癌发病率为 76.49，女人为 35.82. 而最低的为宁夏，只有 12.09。过去的 30 年间，中国的肺癌发病率上升了 464.84%，近 5 倍。反观美国，尽管肺癌仍然是第二大癌症致死病因，但肺癌发病率持续下降，过去 33 年间，男性肺癌发病率下降了 22%，女性虽然有所上升，但增幅很小，只升高 6%。这得归咎于中国大量存在的吸烟人群和环境污染。据估计，中国的烟民数量达到 3 亿 5 千万，每年因吸烟而死亡的高达 120 万，预计 2025 年将达到 200 万。

吸烟是肺癌的最大诱因，但不是唯一因素。所以老有人问，为什么谁谁根本不吸烟，怎么也得了肺癌啊。因为肺癌也会因为暴露于二手烟，环境中的有害物质所致，比如氡，或者石棉，也会诱发肺癌。另外，家族遗传，基因易感性，还有空气污染也是可能原因之一。

之前我多次讲过，癌症的治疗关键在于早期发现，肺癌也不例外。那么，肺癌早期有什么症状呢？

肺癌往大了分，分为两类。以显微镜下观察到的细胞形态分类，一类叫做小细胞癌，因为这类细胞很小。大约1/8的肺癌归于这一类。另一类就叫做非小细胞癌，包括腺癌、鳞状细胞癌，因为所有不是小细胞癌的肺癌都可以归于这一类，所以这一类占大约7/8。这一类癌没有小细胞癌生长那么迅速，扩散也要慢一些，治疗相对效果好一些。

肺癌的症状，恐怕非医学专业的人也都能说出几点来。比如持续咳嗽，咳血，胸痛，呼吸困难，等等。

但是，肺癌有一些非常特殊的表现，非专业人士，甚至即使是临床医生，也并不一定清楚，或者说不一定会联想到是肺癌，从而可能错过，以至延误治疗。

那肺癌有哪些可能的又不一般的症状呢？

先要讲述一个医学概念，叫作 paraneoplastic syndromes，中文叫做伴癌综合征，或者副癌综合征。什么叫伴癌综合征呢？肿瘤，包括癌细胞，是由细胞组成的，而某些肺癌细胞就具有分泌激素或者一些特殊细胞因子的功能，这些激素从癌细胞分泌出来释放到血液中，被血液带至全身，作用于远处的受作用器官，就相应产生一些看似跟癌症毫不相关的症状。这就叫伴癌综合征。

偏巧，肺癌就是一个很喜欢分泌激素的癌症。大约有10%—

20%肺癌病人会出现伴癌综合征。而最常见的出现在小细胞癌病人身上。非小细胞癌虽然相对少见一些,但也是有的。

那具体有哪些表现呢?

1. 抗利尿激素分泌失调综合征。肺癌细胞可能分泌大量的抗利尿激素。这个激素本来是肾上腺分泌的。但小细胞肺癌病人的肺癌细胞也会分泌大量这种激素。这种激素的作用是维持身体的水钠平衡,保持体内的水分。如果大量分泌,则会导致钠水丢失,出现低钠血症。典型的表现就是不明原因的低钠血症的症状,出现疲劳,食欲丧失,肌肉无力或者痉挛、恶心、呕吐、坐立难安、迷迷糊糊。严重的甚至会导致昏迷。

2. 库欣(Cushing)综合征。我们的大脑底部有一个器官叫做垂体。这个垂体非常重要,几乎控制绝大多数我们所需要的激素分泌和调整。其中有一种激素从这里分泌,叫做促肾上腺皮质激素。这个激素分泌入血后,刺激肾上腺分泌皮质激素,具有强大的生理管理功能。肺癌有时候也能分泌这种激素。而肾上腺是无法分辨这个促肾上腺皮质激素是来自哪里的,一接收到,立刻产生相应的功能。这种过量的皮质激素就会导致激素过多引起的一系列症状,医学上叫做库欣综合征。典型表现为体重忽然迅速增加,而且这种增胖主要集中在脸和躯干上,手脚却不怎么变化,比如出现脸如满月,肩膀脂肪隆起,叫做向心性肥胖;心情飘忽不定,时好时坏,或者非常抑郁;肌肉或者骨骼变得脆弱无力;迅速出现的骨质疏松;记忆力迅速衰退,注意力无法集中;突然出现的糖尿病;突然出现的高血压;失眠;女性突然出现月经不调,比如提前绝经;中老年突然出现脸上酒刺；容易皮下出血；女性出现胡子等男性特征；高胆固醇血症，等等。

3. 小细胞肺癌还可能错误引导我们自身的免疫系统攻击神经系统细胞，导致一些不明原因的疾病。比较典型的是一个叫做肌无力(Lambert-Eaton)综合征。这种综合征首先表现为髋关节周围的肌肉受影响，变得无力。最早的表现就可能是不明原因但突然从座位上很难站起来。之后这种肌肉无力还可能扩展到肩膀。还有一种因为肺癌引起的神经症状叫做伴癌小脑退行性变。就是小脑受到影响。小脑是我们人体管理平衡协调性和稳定性的部位。这种退行性变就会表现为不明原因的站不稳，甚至连吃饭和说话都成问题。

上面所说的都是肺癌引起的远端部位的症状，是因为激素分泌而导致的伴癌综合征的表现。但还有一类肺癌的表现也常常会被忽视。

那就是肺尖的肺癌。人类的肺尖在锁骨下，靠近颈部。如果这个部位长了肺癌，就可能压迫从这里穿过的神经。其中很重要的交感神经丛就从这里经过。所以，如果肺癌长在了肺尖，交感神经被压迫，就可能出现相应的交感神经缺失的症状。最典型的表现为：同侧的眼皮下垂，睁不开眼；同侧的瞳孔比对侧小很多；或者同侧的脸不出汗。这在医学上叫做颈交感神经麻痹(Horner)综合征，是肺尖肺癌的典型表现。

讲到这里，你应该明白了，肺癌的表现可不光光是咳嗽、咳血、胸痛那么直观简单。很多时候，看似完全与肺不相干的症状就有可能是肺癌的表现，切不可以掉以轻心。

但是，我要强调一点，这些症状既不是肺癌必然出现的症状，出现了也不一定就是肺癌引起的。所以既要提高警惕，出现这种迅速出现的不明原因的症状要及时就医确认，但也不要因此草木皆兵，惶惶终日。

乳腺癌钼靶筛查有用吗？

乳腺癌是女性的头号大敌。每年威胁着数以百万计的女性。但是，如果早期发现了，治愈率非常高。所以，对于乳腺癌，早期诊断非常重要。

那怎样才能做到早期诊断呢？

美国的癌症协会和疾病预防中心都是这样推荐的：首先自检。每天洗澡的时候，用手检查乳房，如果发现异常肿块，及时就诊。但是自检不可靠，不是每个人都能发现乳腺肿瘤的。所以40岁以前的女性，如有条件，至少每3年接受一次专科医生检查。40岁以后，建议最好每年接受体检，并做个乳腺钼靶X线检查，就是给乳房拍个片子。高风险的女性，如已知有BRCA1或者BRCA2基因突变的，一级血亲患有乳腺癌的，10岁到30岁之间接受过胸部放射线治疗的，如果条件允许，应该每年接受一次乳腺钼靶X线和核磁共振检查。

所以，乳腺钼靶X线检查非常重要。多个机构一再强调，所有的肿瘤专科医生也都会如此建议。

但是，最近事情起了变化。

这个变化源于最近一些研究论文，开始质疑乳腺钼靶X线检查的有效性。不但质疑有效性，还指出可能会导致许多不必要的穿刺甚至手术，造成过度治疗。这个质疑在今年2月达到了高潮。因为加拿大多伦多大学公共卫生学院的一项研究报告。这个报告2014年2月11日发表在著名的《不列颠医学》(BMJ)杂志上。

他们由加拿大6个省一共15个癌症中心参与，总共追踪89835名40到59岁的女性，达25年之久。一部分女性作为钼靶检查组，最初连续5年每年进行乳腺钼靶X线检查，另外的女性则不接受乳腺钼靶X线检查，只接受体检。结果发现，在最初的5年筛查期间，接受乳腺钼靶X线检查的44925名女性中，有666位发现有乳腺癌，其中180位最终死于乳腺癌。而对照组的44910名未接受乳腺钼靶X线检查的女性中，有524位发现乳腺癌，其中171人死于乳腺癌。而整个25年追踪后，发现乳腺钼靶X线检查组一共有3250名女性诊断出乳腺癌，500名死于乳腺癌。对照组则诊断出3133名乳腺癌，其中505名死于乳腺癌。

这两组的数据如此接近，而且钼靶检查组并没有得出优于对照组的生存率。所以作者得出的结论是：40—59岁女性的每年乳腺钼靶X线检查并不能降低乳腺癌的死亡率，也不优于普通体检的诊断率。而且有22%的女性因为乳腺钼靶X线检查被过度诊断了。因此，他们指出，乳腺钼靶X线检查没有必要，也没有作用。

这个报告一经发表，立刻在各国肿瘤学界和放射医学界引起轩然大波。

媒体也不甘落后，立刻跟进。世界各国的各大媒体均以醒目标题报道了这个文章，吸引了公众的注意。洛杉矶时报用了个耸人听闻的大标题“*Cancer screening expert to radiologists：Stop lying about mammograms*（癌症筛查专家对放射医生说：不要再就乳腺钼靶X线检查撒谎了）”。纽约时报大幅报道，题目稍微理性一点“*Vast Study Casts Doubts on Value of Mammograms*（大样本研究质疑乳腺钼靶X线检查的价值）”。美国新闻用的是“*Annual Mammograms Don't Reduce Breast Cancer Deaths，Study Contends-The value of yearly mammograms is under fire once again*（每年乳腺钼靶X线检查不能降低乳腺癌死亡率——乳腺钼靶X线检查的价值再次遭到怀疑）。

去BMJ的那篇文章下面看看，更是乱成一团。世界各国的肿瘤医生和放射科医生在文章下评论栏里长篇大论地争论不休，犹如战场。

很快，权威机构也加入了讨论中。

文章发表后的第二天，即2月12日，美国放射学会就发表了公开文章，毫不客气地用了这样一个标题：“*BMJ Article on Breast Cancer Screening Effectiveness Incredibly Flawed and Misleading*（BMJ关于乳腺筛查有效性的文章难以置信的充满错漏和误导）”。作为一个医学机构的官方文章，措辞如此严厉，实在是不多见。文章说，这个文章是一个让人难以置信的误导文章，全部基于设计失误漏洞百出的研究之上，主导研究的，也是根本没有信用度的加拿大国家乳腺筛查研究小组。他们的结论不能用于做出政策修订的科学基础。因为如果据他们的数据修改政策，将置大量女性于乳腺癌导致死亡的不必要风险之下。他们的理由是这个研究质量非常低。1. 研究所使用的钼靶筛查机器都是二手老旧的机器，所以成像质量很差，检出度很低；2. 技师们没有受到良好训练，所以许多女性接受钼靶检查时没有正确的摆正位置，导致许多乳腺癌没有被发现；3. 该研究参与的放射医生都没有接受专业的乳腺钼靶成像解释的训练。所以，导致只有近 32％的检出率。而在美国，一般的检出率达到 66％。不仅如此，该研究也没有适用随机对照的基本原则。因为该研究开始的时候，所有女性都接受了一次体检，所以参与实验的医生护士已经知道谁的乳房有肿瘤，有多大的肿瘤，甚至有否淋巴结肿大也知道。因此，在之后的分组工程中，很难保证研究人员不会将患有乳腺肿瘤的女性分到对照组去。这个违反了基本随机双盲原则。基于以上分析，美国放射学会严厉批评该文作者，认为这个研究毫无意义。

但是，放射学会是利益团体，他们的结论可信吗？

同一天，美国癌症学会也发表了一篇文章，评论加拿大的这项研究。

癌症学会的文章就火气小多了。文章说，尽管加拿大的这个报告认为乳腺钼靶筛查没有益处，之前的很多研究都得出相反结论了。美国癌症协会以及其他肿瘤专家们认为，这个研究的结论偏差也许是由于他们做的钼靶检查本身有问题，或者是实验设计的问题。比方说，乳腺钼靶本应是用于查出一般体检查不出来的早期的小肿瘤，但该研究的68%的肿瘤都已经达到手可以摸到的程度。实验设计也有问题，比如钼靶检查应该是用来检查没有症状或者体征的女性，但该实验仍然包括了很多已经可以摸到肿瘤的女性进行钼靶检查，而且钼靶检查组包含的有晚期癌症的女性也比对照组已经多了很多。这当然会影响结果。所以，癌症协会认为，这个研究不可信赖。

2月14日，文章发表后的第4天，美国妇产学会也发表文章评价这个文章了。评论文章的开头就指出，美国妇产学会仍然维持之前的推荐：40岁之后每年一次乳腺钼靶检查。妇产学院的口气温柔了很多。文章说，尽管加拿大的研究显示钼靶检查无益，但是之前的大量研究都持相反观点。一共有8个大型可靠的研究提示，40岁以上女性每年乳腺钼靶检查有助于避免因乳腺癌引起的死亡。加拿大的这个研究中，有66%的参与试验的女性已经有了达到能摸到程度的乳腺肿瘤，这通常意味着是晚期肿瘤。用现代仪器检查的话，只有15%的乳腺肿瘤可以摸到，意味着检查不到的肿瘤会被乳腺钼靶在早期阶段检查出来。个别专家或者机构也许有不同见解，但是美国妇产学会所属的所有知名医疗机构，以及美国癌症学会、美国综合癌症联合会，均推荐每年定期钼靶检查以减低死亡率。所以，美国妇产学院继续维持以前推荐。

这些权威机构接二连三地对加拿大的研究提出了不信任的看法，甚至对加拿大癌症研究所也提出了直截了当的批评。那自然，加拿大的作者们不能保持沉默了。

2月14日，该文章的作者 Anthony B Miller 和 Cornelia J Baines

在 BMJ 杂志的文章下面评论栏开始反击。

Cornelia 说，我非常惊讶你们很多人根本没有理解我们的研究。首先，我们的钼靶检出率根本不像美国放射学会和妇产学院说得那样糟糕，实际上，跟之前做过的两国大规模检查的检查率接近，也高于很多其他的研究，所以指责我们检出质量差是完全没有依据的。第二，我们的癌症中心也根本没有用什么二手老旧的机器，很多都是专门为了这个研究新买的。检查前后，我们也确保了放射剂量合适，底片质量优质。第三，我们的放射医生和肿瘤医生都受过良好训练，他们也经常定期碰头讨论。第四，钼靶检出的乳腺癌比例也反映了我们高质量的乳腺检查。第五，至于指责我们没有随机双盲，也是没有根据的。在做这个研究之前，加拿大国立癌症研究所安排了两个独立的流行病学家评估我们的实验设计，都认为随机性可以接受，达到了国际标准。知道参与者已有肿瘤的护士们根本不参与实验分组。

接下来就热闹了。短短几天时间，来自美国、欧洲、许多国家的医生们和流行病学家们，吵成了一团。至今不休。

那作为普通读者，该听谁的？该不该做这个乳腺钼靶检查？

乳腺癌的危险因素分两类。

一类是你无法改变的，如性别、年龄、遗传、家族史，乳腺组织致密度，特异的乳腺增生，月经过早（初潮早于 12 岁），绝经过晚（晚于 55 岁），胸部受放射（比如因为其他疾病接受大剂量的放射）；

另一类是可以改变的，如生育年龄（没有生育过的，第一胎晚于 30 岁的），绝经后长期接受雌激素治疗的，喂奶（哺乳过的女性风险要低于从未哺乳的)，喝酒，肥胖，缺乏运动，等等。

为了早期发现乳腺癌，文首强调的几点必须记住。最简单也是个人可以做到的是：自检。每天洗澡的时候，用手检查乳房，如果发现异常肿块，及时就诊。虽然有这些争议，但是研究是研究，科学进步的道路上有争议是再正常不过的现象，这样才能渐渐去伪存真，得出合理科学的结论。那么，在没有各权威医疗机构达成足以改变之前的建议的共识的时候，当然还是应该遵照目前的建议，因为目前的建议是基于目前为止最为可靠，也被医学研究者们广泛接受的结论。那就是，40 岁以前，如有条件，至少每 3 年接受一次专科医生检查。40 岁以后，建议最好每年接受体检，并做乳腺钼靶 X 线检查。这能最大限度地早期发现肿瘤，及时就医，就能得到最佳的治疗效果，提高生存率。

血型与癌症

血型与性格总是一些小女生津津乐道的话题，比如说 A 型的人理性认真，O 型的人乐观豁达，据说这个最早是 1927 年日本的古川竹二教授提出来的，甚至影响到日本陆军的建设。但热爱科学的死理性派都会对此嗤之以鼻，斥之为胡说，没有科学根据。

是的，血型与性格一说没有科学根据。

但是，我要告诉你的血型可能跟你的患癌风险相关，你相信吗？

每次我提到 A 型血的人患胃癌的风险升高，都会引来很多人的批评，认为是我信口胡说的

那我们来看看相关的科学研究。

先说胃癌。

1987 年日本的一项研究将 1233 名胃癌患者与 2200 名良性胃肠疾病的患者相比，发现 A 型血的人患胃癌的比例明显升高。1990 年台湾的一项研究将胃癌患者与健康人相比较，发现 A 型血的人患胃癌的风险为非 A 型血的 1.61 倍。1992 年一项研究发现，A 型血

且有家族史的人患胃癌的风险明显高于其他血型有家族史的。最大型的一项研究来自于瑞典。他们收集比较了超过100万的捐血者，跟踪35年，最终发现A型血的人患胃癌的风险是其他血型人的1.2倍。同时发现O型血的人胃癌风险降低，但他们的胃溃疡风险升高。2012年上海的一项研究再次证实这一点。他们比较超过5万人，发现A型血的人患胃癌风险为非A型血人的1.34倍，而O型血的人风险降低为0.8倍。

再说说胰腺癌。

胰腺癌也被发现与A型血相关。1960年英国的一项研究发现胰腺癌患者中A型血的比例明显增高。他们推测可能是因为A型血的人更容易得糖尿病，而糖尿病是胰腺癌的危险因素之一。1991年法国的一个研究收集6个国家的胰腺癌患者数据，排除年龄性别和其他因素，发现A型血胰腺癌风险为其他血型的1.52倍。1996年东欧的一项研究再次证实A型血的人患胰腺癌的风险为其他血型人的2.7倍。而O型血的人又一次值得欢欣鼓舞，他们的风险只有其他血型的0.25倍。2013年，中国、美国、德国的研究均证实了这一点。其中上海的研究更是将A型血人的胰腺癌风险提高到1.6倍。有趣的是韩国的研究发现所有非O型血的人胰腺癌风险均是O型血的1.29倍。O型血再次表现出保护作用，不但风险降低，患上這两个癌症后的生存率也比其他血型的人高。

读到这里，A型血的朋友该开始郁闷，O型血的朋友弹冠相庆了。

但是，且慢，O型血的朋友虽然患胃癌和胰腺癌的风险降低，但是得自我免疫性疾病的几率却是明显升高的。O 型血的人被发现患儿童糖尿病、多发性硬化、类风湿关节炎、银屑病的风险增高。

那怎样解释这种现象呢？

最近几年，相关的研究开始提供了一些可能的科学解释。

血细胞变成成熟细胞之前要经过血细胞前体细胞这个阶段。而这个阶段的细胞会分泌一些肿瘤抗原或者肿瘤标记物。而大多数这种抗原都是类 A 血型抗原。胃黏膜细胞表面也大量表达这种类 A 血型抗原，专业名称叫做 A-like Thompsen-Friedenreich 抗原。因此 A 型血的人因为天然存在这种抗原，所以缺乏或者有相对较弱的抗这种抗原的免疫反应。这部分能解释为何 A 型血的人癌症风险升高，尤其是胃癌。而 O 型血的人因为血细胞表面缺乏 A 抗原决定簇，因此体内有高浓度的抗这种抗原的抗体，免疫反应强烈。换句话说就是 A 型血的人更加能够容忍此种抗原的存在，而 O 型血的人有高于他人的警戒能力，所以 O 型血不容易患癌，但自我免疫疾病风险增加。这些观察到的现象提示有可能在人体所有组织中都存在类 A 型血细胞抗原，通常不激活免疫反应。但一旦出现自我免疫反应或者针对肿瘤细胞的免疫，这种抗原就将激活免疫反应，而此时 A 型血的人因为缺乏抗 A 抗体，因此比起 O 型血更加能容忍癌细胞的存在，但不太会像 O 型血那样攻击自身的细胞引发自体免疫疾病。

另一种可能的解释是胃癌粘膜细胞变成癌细胞的漫长过程中，会出现 ABO 基因的突变，而这种突变会导致大量产生 A 抗原，而 B 型或 O 型血的人本身体内就会产生攻击类 A 的抗体，因此抑制了癌症细胞生长。

另外还有多种假说，比如 p53 基因突变说等等。

但目前为止，还没有能让所有人信服的科学证据。还有待进一步的科研探索。

那如果你是 A 型血，看了这个文章，要不要担心害怕呢?

不用，这只是统计学上的数据，并不能用来指导生活。要预防胃癌胰腺癌，所能做的和 O 型血的人一样，就是：

戒烟。保证足量蔬菜水果。低盐饮食。少吃腌制熏烤食物。保持正常体重。定期体检。规律锻炼。

葛森疗法治疗癌症有效吗？

最近网上有人问葛森疗法治疗癌症的效果，我才知道这个蒙人的东西居然从美国也传到了中国，而且似乎还很受欢迎。真的是那句话——“人傻钱多速来”吗？

先来看看什么是葛森疗法。

葛森疗法宣称可以治疗癌症和其他一些疾病。他的理论基础是通过调节人体内部的微量元素、酶，和其他饮食因素来治疗疾病。葛森疗法主要由三个部分组成：

1. 饮食：葛森疗法强调要吃有机水果、蔬菜、全麦食物，旨在提供足量的维生素、微量元素、酶和其他的营养成分。水果蔬菜也强调要低钠高钾。

2. 补充剂：比如维生素剂，葛森疗法认为饮食以外补充某些物质能纠正人体细胞代谢。

3. 第三个就是最有葛森疗法特色的手段了：排毒。通常是通过灌肠来排出人体内的毒素，最常用的是用咖啡灌肠。

那葛森疗法是从什么时候起进入大众的视野的呢?

葛森疗法源于葛森这个人。他的全名叫做 Max B. Gerson。是一个美国的医生,生于 1881 年,于 1959 年去世。他最初是用他自创的葛森疗法来治疗偏头疼的。20 世纪 30 年代,他又用葛森疗法治疗结核,而受到公众注意。之后的某一天,葛森忽然又突发奇想开始用葛森疗法治疗癌症,并宣称有效。

葛森疗法的最根本理论是这样的:当人体体内因为代谢而积聚毒素后,细胞就会产生代谢的变化,从而改变形态,最终发展成癌细胞。而一旦患病,细胞会产生更多的毒素,肝脏就会不堪重荷。另外一个理论是,得癌症的人都是体内的细胞的钠过高、钾过低导致的。因此葛森疗法的目标就是重建人体平衡。要重建这种平衡就需要修复肝脏,让细胞代谢恢复到正常状态。他的方法就是通过灌肠来排出毒素,同时补充维生素矿物质来加强免疫系统对抗疾病。他认为,灌肠可以扩张胆管(真不知道他的解剖怎么学的。也许他的胆管也不是解剖学的胆管,而是虚幻的符号),所以肝脏的毒素就可以从肠道排出来。用葛森疗法治疗癌症的时候,因为癌细胞被杀灭,就会产生更多的毒素,肝脏就会更超负荷工作。所以需要补充胰腺酶,来达到减低肝脏负荷的作用,同时可以帮助消化食物。通过有机食品和营养补充剂来加强免疫力,同时帮助身体排毒。低钠高钾饮食则可以帮助修复因为高钠引起的细胞损伤。

葛森疗法具体怎么实施呢?

葛森疗法要求严格的遵守治疗方案,强调细节。主要包括以下几点:

1. 每天需要喝 13 杯果汁。必须是新鲜的有机水果和蔬菜。每小时喝一次。(不知道葛森疗法信徒们是否真的做到了)

2. 只吃水果、蔬菜和全麦食物组成的素食。

3. 每天补充多种营养补充剂,包括钾,碘化钾水,辅酶 Q10 和维生素 B12 注射,维生素 A、C、B3,麻油,胰腺酶,消化酶。

4. 这是最有葛森疗法特色的一条:定期用咖啡或者甘菊提取物灌肠,用来排毒。

5. 准备食物的时候必须无盐、无辣、无油,也不可以用铝制的餐具。

除了第 4 条之外,似乎也没有特别不靠谱,至少不是很有害。但是它真的有治疗效果吗?

很遗憾,尽管葛森本人一再吹嘘治疗癌症有奇效,也拿出过个别病例作为宣传,但是目前为止,从没有一项用葛森疗法做过的细胞或者动物实验在学术期刊发表,得到过同行的检验和认同。

葛森本人倒是发表过一些临床试验的结果。但是他的报告全部是回顾性的研究。他一共发表过大约 50 名患者的诊断和治疗结果,包括有 3 种癌症。在他的报告中,他展示了一些患者治疗后的放射线影像来证明治疗效果。但是他的报告漏洞百出,非常不严谨,不被同行认同。为了对葛森疗法做出合理的评价,美国国立癌症研究所于 1947 年和 1959 年分别回顾了葛森疗法治疗后的 60 名癌症患者,结果发现得到的证据全部不支持葛森疗法有任何治疗效果的说法。

但是,葛森疗法虽然可能无效,但是鼓励水果蔬菜,起码没有害处吧？

问题在于灌肠和过度这两个词。美国于1980年前后有多起因为咖啡灌肠导致的死亡病例出现。同时注射过量的酶也可能导致体内电解质失衡，引发严重的疾病。因此FDA在2000年左右发布通告，要求接受葛森疗法的人必须被告知可能的风险。

记住，美国FDA是没有批准葛森疗法在临床使用的，对哪种疾病都不行。癌症病人的确需要均衡饮食，多吃水果蔬菜和全麦食物，但是针对个别个体，是需要根据具体情况作出调整的，盲目的乱吃和接受所谓的葛森疗法，只会耽误病情，延误治疗，严重的还可能丧命。

到底哪些癌症生物疗法是真实有效的？

打开电视网络，翻开报纸杂志，总能看到各种医疗广告。其中，癌症的治疗广告尤其多，也尤其吸引眼球。因为癌症病人面临的多是生死抉择，往往为了生存不惜倾家荡产。而这其中，近些年癌症的生物疗法广告尤其泛滥。在网上搜一下中文的癌症和生物疗法，出来86万个结果。点进去看，很多都吹嘘治疗效果好得惊人，治愈多少多少癌症患者，其中不乏正规大型医院的宣传。似乎生物疗法已经成为癌症治疗的主流，成为癌症患者的最后希望了。

普通人恐怕都知道，目前阶段癌症的主要治疗手段包括手术、化疗和放疗。很遗憾，这些主流手段尽管取得了很大的进步，治愈了很多早期的癌症，但总体疗效仍然很不理想。副作用大，疗效又不理想，必然推动我们去寻求其他更好的方案。生物疗法就在这样的环境下应运而生。加上报刊媒体的宣传，抱着死马当活马医的晚期癌症患者于是纷纷将目光投向了这个听起来就很未来很亲切的生物疗法。然而，这其中很大部分是骗局，或者说是未经验证的治疗方法，轻了说是利用患者病急乱投医的心理揽财，重了说会耽误正规有效的治疗导致浪费宝贵时间无异于害命。

所以，普及一下目前癌症生物疗法的实际现状很有必要。到底哪些生物疗法是真实有效的呢？

首先，得弄清楚什么是癌症的生物疗法。

癌症的生物疗法，又叫免疫疗法，这两个词表达的是同一个意思。这种疗法是利用人体自身的部分免疫系统来攻击癌细胞，从而达到抑制甚至杀灭癌细胞的目的。有史可查的最早的癌症免疫疗法被认为起于19世纪初的美国医生威廉·科莱（William Coley，1862—1936）。那个时候，我们对于人体的免疫系统仍一无所知。科莱医生在治疗癌症病人的过程中，意外发现手术后不幸感染了的病人，似乎对治疗癌症有所帮助。于是，大胆的科莱开始在自己的诊所做起了实验。他故意让癌症病人感染上某种细菌，这些细菌在人体产生毒素，有些病人真的显示了很好的结果。这种毒素就被后世称为Coley毒素。他准备接着把实验做下去，却很快被当时迅猛发展的化疗和放疗所击败。因为虽然化疗放疗那时候效果很差，但细菌感染却可能致命。

自那以后，手术，放化疗成为了癌症治疗的主力。免疫疗法被暂时放在了一边，因为我们对人体的免疫系统知之甚少，无从发力。但是，医学是进步的。两个世纪来，我们对免疫的了解一步步深入。各种生物技术的进步，也给合成各种生物制剂提供了可能。各种研究层出不穷。免疫疗法因为新颖，副作用小，目标准确，疗效明确，越来越受到医学界的重视。近十年来，更是突飞猛进，渐渐有成为手术放化疗之后的第四个选择的趋势了。

介绍具体的免疫疗法之前，我们来讲一讲什么是免疫系统。我们的免疫系统是由一些器官、细胞或者某些物质组成的一个军队，保护我们免受外来细菌病毒的入侵。免疫系统包括骨髓、脾脏、扁桃体、淋巴结，等等。这些器官生产的细胞或者一些免疫物质能通过血液循环送到全身各处，杀灭外来病原，保护我们的健康。简单来讲，这些病原就是我们身体的入侵者，免疫系统就是我们保家卫国的军队。那这个军队怎么分辨敌我呢？神奇的免疫军队一生下来，就有了识别自身子民的能力。如果是自己本来就有的细胞，免疫系统认识是自己人，不做攻击。但一旦遇到陌生的面孔，比如外来的细菌，先头部队就会拉响警报，引来大队人马，将它赶出去或者杀死。癌细胞也是与正常细胞不同的。癌细胞的表面常常会有一些正常细胞不会有的特殊的蛋白，免疫系统一旦遇到，就可以识别出这不是自身的细胞，开始发动攻击。

但是很可惜，我们的免疫系统识别和攻击细菌或者病毒的能力远远超过癌细胞。比起外来的细菌或病毒，癌细胞要狡猾得多。它们表面的特征不那么明显，更像一个我们细胞军队的叛徒，很容易鱼目混珠，免疫系统就难以辨别敌我，不敢贸然下手。有些时候，即便发现了这个叛徒，因为能召唤来的军队太少或者太弱，对癌细胞也是力不从心。所以，我们自身的免疫对于癌细胞的抑制能力有限，多数时候无能为力。这就是为什么免疫系统很正常的人还是会得癌。

要利用免疫系统攻击癌细胞，就得教会免疫系统识别哪个是癌细胞，认识后还得加强免疫攻击力来干掉这个隐藏的叛徒。这也正是目前各国研究人员努力的方向。

那现阶段有哪些免疫疗法呢?

一种就是通过刺激自身的免疫系统加强对癌细胞的攻击，或者训练免疫系统特异性地攻肿瘤的某些特定部位。另外一种是人工合成某些免疫成分，比如合成抗癌抗体，然后注射到血液中，这些成分或者通过激活免疫反应攻击癌细胞，或者干脆直接就攻击癌细胞的特定部位，让癌细胞没法生长，结局就死亡了。

目前临床上已在使用且证实有效的主要有这几种免疫疗法:

单克隆抗体:这是通过人工合成的癌细胞特异性的抗体。这种抗体因为是专门针对癌细胞合成的，所以可以设计的非常精准，因此对癌症的攻击力很强。优点是特异性强，副作用小。缺点也不少，需要反复多次注射，因为合成困难所以价格昂贵，无法进入癌细胞内部，需要使用量很大，作用时间短，引发不良免疫反应或者毒性等等。

癌疫苗:疫苗大家都很熟悉，通常是用来预防病毒细菌感染的。但是合成的某些疫苗可以在体内激活针对癌细胞的免疫反应，所以也被用来作为预防癌症或者免疫疗法的手段。

免疫检查点抑制剂:人体有些物质叫做免疫检查点(checkpoint)，又叫人体免疫刹车。起到一个告诉免疫系统停止攻击正常细胞的作用。狡猾的癌细胞就会利用这个检查点逃避免疫的攻击。所以使用这种检查点物质的抑制剂也能起到抗癌的作用。

细胞因子:细胞因子是一类能激活非特异性的免疫反应的物

质。利用它们就可以增强免疫反应，起到攻击癌细胞的作用。

非特异性免疫疗法：这种手段是泛泛地提高人体免疫能力，从而达到攻击癌细胞的目的。显而易见，特异性很差，效果也就不会太好了。搞不好还可能免疫过强，导致自身免疫疾病。

还有一些正在试验阶段的免疫疗法。比如体外培养专门攻击癌细胞的淋巴细胞（LAK 细胞）。这种 LAK 细胞在试管内培养成熟后再输回体内，就会强力攻击癌细胞，取得很好的效果。这个临床试验在美国近期取得了令人瞩目的成绩，但是很遗憾，仍然是在实验阶段，离得到批准大规模临床使用仍然相去甚远。另外一种叫做肿瘤侵润淋巴细胞（TILs）。这种细胞是在肿瘤内部的特别的淋巴细胞。将它们从肿瘤中分离出来后，在体外用特殊的因子激活大量分裂繁殖后，再输回人体，这些细胞就成为攻击癌细胞的特种部队了。这种疗法在前期实验效果令人振奋，可惜也还在试验阶段，离临床为时尚早。

另外还有一些最新的其他免疫疗法，比如日本今年 7 月批准的 PD1 抑制剂 nivolumab（在日本叫オフシーホ，用于手术无法切除的晚期黑色素瘤），但在美国仍然在 FDA 的审查中，再比如细胞因子诱导杀手细胞 CIK 疗法，因为都还在实验或者审批阶段，就不一一详述了。

那么目前为止，有哪些免疫疗法是得到权威部门，如美国的食品药品监督局的批准，有临床试验证实确有疗效的呢？

我们分类说。

先说抗癌单克隆抗体。目前被批准临床使用的抗癌抗体有：

1. 利妥昔单抗(利妥昔单抗),这个是最早得到批准的抗癌抗体,用于淋巴瘤和慢性淋巴细胞性白血病。

2. 阿来组单抗(Alemtuzumab),也是用于慢性淋巴细胞性白血病。

3. 贝伐单抗(Bevacizumab),用于治疗肺癌,转移性大肠癌,肾癌和脑肿瘤。

4. Brentuximab Vedotin 抗体,用于治疗复发性的何杰金淋巴瘤,和变性大细胞淋巴瘤。

5. 西妥昔单抗(Cetuximab),用于治疗大肠癌,头颈部皮肤癌。

6. 吉妥珠单抗(Gemtuzumab),用于治疗急性粒细胞性白血病。

7. 替伊莫单抗(Ibritumomab),用于治疗非何杰金淋巴瘤。

8. 易普利姆玛单抗(Ipilimumab),用于治疗黑色素瘤转移。

9. 抗 CD20 单克隆抗体(Ofatumumab),用于成人慢性淋巴细胞型白血病。

10. 帕尼单抗(Panitumumab),用于治疗大肠癌转移。

11. 托西莫单抗(Tositumomab),用于化疗无效的非何杰金淋巴瘤。

12. 赫赛汀,或者叫曲司珠单抗(Trastuzumab),用于治疗乳腺癌。

13. 帕妥珠单抗(Pertuzumab),也用于治疗乳腺癌。

抗癌疫苗被批准临床使用的目前只有一个 Provenge。这个疫苗 2010 年被批准用于前列腺癌的治疗。用于预防癌症的疫苗倒是有 2 个,人类乳头瘤病毒疫苗和乙肝疫苗。可惜前者中国大陆还没有通过批准。

另外，还有一些非特异性的免疫药物。其中最常用的是干扰素 Interferon 和干扰免疫系统分子 Interleukin。但疗效有限，副作用也不少。难以成为主流治疗措施。

上述这些都是经过严格临床试验证实确有疗效的癌症免疫治疗手段。由于国内医药市场的监管混乱，造成很多医院拿着实验室还处在试验阶段的所谓的新发明新创造用于临床治疗，而从中牟利。这个不但违背医疗准则，也可能给癌症患者带来沉重的经济负担，甚至耽误正规有效的治疗。所以，记住，凡是有医院自称本院的新发明，或者全国独一无二的新的免疫或者生物疗法的，都是骗人的。

有些研究机构确实有一些新的免疫疗法的创造发明，而患者又属于其他疗法无效的，难道不可以接受这种新的生物治疗，总好过放弃等死吧？在一个医疗管理严格的社会，这样的试验阶段的新尝试是不可以作为临床治疗手段对患者收费治疗的。这个在医学上称为临床试验。自愿参与试验的患者，需要被事先告知这是试验，而且除开一些必要的材料开支，是不可以向参与实验的患者收取治疗费用的。收费和事前告知与否，性质绝然不同。

那怎样才知道哪些是正规合理，得到批准的癌症免疫治疗，哪些又是骗局呢？除开我上面列出来的得到批准的免疫疗法外，告诉大家几个很容易识别的办法：

1. 医疗骗局通常自称该疗法独一无二。正常的医疗不会是这样的。一项新的癌症治疗措施或者药物，是需要经历多年，很多人参与的费时费力的科研得出的成果。现代医学中，几乎从没有一个人单凭一己之力做出新的医疗突破，更别谈复杂的癌症生物治疗了。退一步讲，即便一个天才单凭自己发明了一项新的治疗措施，也还是需要发表到学术期刊，再拿到别的医疗机构重复验证，以确保结果不是由于个人的偏差造成的。

2. 医疗骗子总是诉苦他有独门秘笈，但其他药厂或者主流医学界为了维护利益而打压他们。现在的医学界是不可能发生这种事的。听到这样的话，就等于听到“我是个骗子”。

3. 奇迹般的疗效。如果听起来不像是真的，那很可能就不是真的。尽管上述的免疫疗法种类不少，但很遗憾，目前为止，效果都不是很理想。如果哪家医院或个人吹嘘他的新生物疗法治愈率高的惊人，又没有其他机构重复验证，那么几乎可以断定是骗子。

4. 拿个别病例说事儿。每一个患者的病情都是不同的，人体对治疗的反应也不一，某个人取得了很好的疗效，并不代表这种疗法一定有效。一个出来证明有效的病人的背后，可能隐藏着成百上千无效的病人。要证明一个新的疗法有效，是需要做长达数年牵涉数百上千人的临床试验的。除此之外，都是骗局。

化疗为何会掉头发

无论从影视或者现实中，普通人听到癌症病人这个词，脑海里的印象十有八九是头发掉光了的样子。这也是癌症病人接受治疗后最为直观的外观变化。

那为什么癌症病人化疗后会掉头发呢？所有化疗都会掉头发吗？掉了的头发会长回来吗？长回来的头发会是一样的吗？

癌细胞的一个特点就是生长迅速，不停地分裂，快速增长。所以设计抗癌药的时候，这些传统抗癌药都被设计成特异性地攻击快速生长的细胞，以期望只杀死癌细胞，而不对通常生长缓慢的大多数细胞带来伤害。可是，我们的人体，偏偏就有一些细胞正常情况下也是生长快速，更新换代很快。比如，骨髓细胞、发囊细胞、口腔黏膜细胞、消化道上皮细胞、女性生殖道细胞，等等。传统化疗药物从静脉注射入体内后，很快遍布全身，杀灭癌细胞的同时，也就无差异地攻击这些生长迅速的细胞，所以常见的副作用就出现了，比如骨髓抑制，口干舌燥。这其中就包括掉头发。

了解化疗掉头发的特性有助于癌症病人或者家属做好感情和心理的准备。因为很多人能忍受化疗带来的其他副作用，但对最影响外观的掉发难以忍受，尤其是女性。甚至有因为脱发而拒绝继续治疗的病人。

我们人体头皮大约有 10 万根头发，而正常人每天会掉 100 到 150 根。新的头发会生长以弥补掉下来的头发。病人接受化疗后，有两种脱发方式。一种是化疗最大剂量时头发渐渐变细，然后从中间断裂。另外一种是发根被严重抑制，直接从根部掉下来。脱发也不仅仅是头发，眉毛、睫毛、阴毛都会不同程度地脱落。有些人是化疗后 1 到 3 周内所有头发很快全部脱落，而有些人是慢慢地脱落，持续很长时间。这种脱发通常在梳头或者洗头时最为明显，所以洗头不那么频繁的癌症患者可能会在一次洗头时看到大量头发脱落。

有些药物有独特的特性，所以带来的脱发也会很特殊。比如常用的化疗药物环磷酰胺会导致头发变薄，但不会完全脱落。氟尿嘧啶则不会导致脱发。阿霉素会在前 3 周导致头发渐渐变细，然后一夜之间全部脱落。而紫杉醇会导致一夜脱光头发，很多病人接受紫杉醇治疗后会发现清晨醒来头发全部掉光了的。

也有一些化疗药物不会引起脱发，但会引起头发颜色变浅或者变浓。比如常用的药物顺铂和环磷酰胺会导致出现灰发或者白发。氨甲喋呤会引起头发颜色变浓，浅色头发，如金发的西方人比较明显，出现一缕深色一缕浅色，被称为星条旗症。

尽管化疗后的脱发看起来很可怕也让人不安，但是掉了的头发在化疗停止甚至化疗后期都会长回来的（不要担心，这不是化疗无效的表现),不用担心。

化疗结束后,通常几周的时间,绝大多数人的头发都会陆续长回原样。但可能发现发质变得不一样。有些人头发变得细了,有的人则变粗了,还有人发现头发变得卷了。半年到一年后,绝大多数的头发会恢复到和以前一样。

所以,不幸患上癌症的病人或者家属,不要太为脱发担心。尽管脱发带来最直观的感情冲击和痛苦,但请放心,化疗后又会长回来的。同时记住,目前为止是没有任何一种药物被证实能减缓或者逆转化疗引起的脱发的。

但尽管如此,脱发仍然是让癌症患者最为烦恼的外形改变。临床上也想了一些办法来减少脱发。常用的有两种,一种是化疗前带上压力头套,给头皮血管施加一定的压力,减少血流量,另一种是给头皮降温,减少血流量,都旨在尽可能降低头皮接受的化疗药物浓度。但这两种方法的效果因人因药而异,都不是太理想。

近些年开发的新一代化疗药物,都注重更精确的靶向,精准地攻击癌细胞,不再无选择地攻击一切接触到的细胞。这些药物就不会引起脱发。随着靶向治疗的成熟和进步,可以预计,将来的癌症患者将不会再受脱发的困扰了。

日本医生近藤诚的癌症放置疗法的真相

最近在网上看到《大河报》、《沈阳晚报》在连载介绍日本放射医生近藤诚的理论和他的书。《大河报》的报道文章的题目是“可怕的不是癌症本身，而是‘癌症的治疗’”，并介绍由广东科技出版社翻译出版的近藤诚的畅销书《不要再上癌症的当》。因为书名很有冲击力，又迎合了民众对癌症和癌症治疗的恐惧心理，非常地吸引眼球，引起强烈的反响。书的封面将近藤诚称为日本最权威癌症专家，更是让普通民众深信不疑。

笔者作为肿瘤外科专业的专业人士，有过在日本国立癌症中心工作的经验，觉得很有必要为此撰文澄清事实，告诉大家真相。

近藤诚

我们先来看看近藤诚到底是什么人，是否真的是日本最权威的癌症专家。

近藤诚，现年 65 岁，是日本私立大学名门庆应义塾大学医学部的放射科医生。1980 年获得庆应大学医学博士学位。在国立东京第二医院短暂工作后，1983 年被庆应聘为放射科专任讲师。他的专业医生资格是放射科医生。从他的履历看，无论如何不能被称为最权威癌症专家，甚至连癌症专家都算不上。真正让近藤诚被媒体所知的是 1988 年他发表在日本杂志《文艺春秋》的一篇文章“乳腺癌不切除而治愈”。因为这个与民众的认知相悖，因此影响很大。但是，他的文章与正规医疗常规原则相违背，庆应大学从 1988 年起，决定让近藤医生永远失去升职资格。直到现在，他仍然是一个专任讲师。怎么也谈不上日本最权威癌症专家。

但近藤医生不甘寂寞，抱着语不惊人誓不休的精神，从 1988 年到现在先后出版了二十多本书。1996 年出版的书名是“癌症患者啊，不要跟癌作斗争”。真正让他名声大噪，且传入中国的是他 2012 年出版的书《不被医生杀死的 47 个心得》。这本书因为是一个庆应大学临床现职医生写的，暗示着揭露医疗黑暗面，同时否定现代医疗，一经出版，立刻成为畅销书，同年度获得菊池宽文学奖、文艺春秋读者奖，销量达百万册。影响巨大。

语不惊人誓不休

那近藤诚在一系列书中的主要主张是什么呢？

他的主要主张分 3 点：

1. 癌症的检查诊断是无效的。

2. 作为癌症治疗的常规手段的手术和化疗是没有意义的。

3. 癌症的早期发现，早期治疗没有价值。

也就是说，如果得了癌症，不要治疗，应该让它自然发展，癌症治疗不但无益，而且只会让患者多受苦痛，饱受折磨。

多么体贴人的主张。无怪乎受到追捧。

他将自己的理论总结起来，创造了一个新词，也是他的癌症新理论，日语叫“がんもどき”理论。这个词因为是生造的，很难用中文翻译。简单地说，もどき本来是吃素的人斋食中，将豆腐做成肉味的食物的意思，引申一下就是“似是而非，看上去像但不是”。所以他的理论大概就是“癌症假象”的意思。这个理论主张癌症分为真癌和假癌两种。他认为，如果发现的是真正的实体癌，那么治疗没有任何意义，因为一旦发现，就已经有了转移，所以即便是早期发现，治疗也无益，主张放弃治疗。如果是进展缓慢，没有出现转移的癌就是假癌，则根本不需要治疗，因为不是恶性肿瘤，于生命无害。

总之，癌症不需要治疗，无论真假。

他的书中还有以下这些强烈的观点：

“老去医院看病的人因为吃进很多本不需要的药物或者接受本不需要的治疗会早死。”

“癌症的早期发现没有任何意义。不做癌症筛查检诊的人反而能活得长一些。”

“抗癌药物毒性很大，但却根本无效。”

“对付癌症最好的办法就是放置不管。”

看了这些强烈的主张，就很好理解为什么这本书在日本销量达百万了。因为他所说的正是普通民众或者癌症患者想听的。

癌症治疗的事实

但事实如此吗？

我列一些数据给大家看。

世界卫生组织2014年发布新的数据。预计全球癌症发病率将从2012年的每年1400万急剧上升到2032年的2200万。肺癌首位，占13%，乳腺癌11.9%，大肠癌9.7%。死亡率第一位也是肺癌，占19.4%，肝癌9.1%，胃癌8.8%。

另一方面，美国癌症学会最新报告显示，美国从2000到2010年10年间，50到75岁的接受肠镜筛查的人的比例从19%增长至55%，得益于此，全国大肠癌发病率下降了30%。

2013年美国癌症研究所的统计，癌症患者（包括所有类型）由于早期诊断的进步和积极的治疗，总体5年相对生存率均大幅上升，由1975年的48.7%升至2005年的67.6%。个别恶性肿瘤的治疗更是进步巨大，如慢粒白血病生存率由1975年不到20%升至2005年的近60%。女性第一大癌症的乳腺癌亦由75%升至90%。

急淋白血病目前治疗效果极好，2005年的统计，化疗后缓解率几乎100%，5年无病生存率达到75.2%。慢粒白血病更是从1975年的29%跃升至2005年的83.2%。

美国2013年的统计显示，1期（早期）乳腺癌经治疗，5年生存率达到了100%，2期达到93%，3期达到72%，即便是非常晚期的4期也达到了22%。诊断后20年生存率为64.5%。总体5年生存率达89.0%。

这些数据应该已经能够说明问题了：癌症的早期诊断早期治疗非常有用，极大提高患者生存率，提高生活质量。

日本医学界的反应

那在日本医学界是如何看待近藤诚的理论的呢？

长久以来，日本主流医学界对近藤采取了无视的态度。日语有个词，叫默杀。顾名思义，日本学界秉承了鲁迅先生的“最高的轻蔑是无言，而且连眼珠子也不转过去”的姿态。

但是，显然这种策略对付一般人是可以的，但对于这样关系到千万人生死的重大问题，采取不理不睬是行不通的。相信近藤说的人选择了不接受治疗，本可治好的癌症被耽误而失去生命，本来计划定期体检筛查癌症的健康人也放弃检查而导致本来可以早期发现的肿瘤被延误的报道相继出现。医学界人士坐不住了。

日本国立癌症中心名誉理事长市川平三郎博士，也是早期胃癌检诊协会理事长，在医学杂志《胃和肠》上发表长文批驳近藤的谬说。

市川博士的文章对近藤的书进行了逐条驳斥。他指出，近藤最初之所以受到广大关注，是因为他出书的时候正是日本大明星逸见政孝胃癌手术被媒体报道受到民众关注，因此产生对癌症手术带来的痛苦心生恐惧的时期。同时因为化疗药物的毒副作用，癌症患者的痛苦经历在媒体广有报道，近藤站出来，以专业医生的身份对癌症的治疗提出颠覆性的反论，自然迎合了民众的心理，因此一炮打响。借着这个名声，近藤开始指责癌症的筛查体检，开始异想天开的提出“癌症真假说“。他认为，这个说法只可以称为论点，无论如何不能称为理论。本来应该是不值得一哂的谬论，没想到居然被民众广为传播，造成非常不好的影响。

但是，普通人接受的观点和是否真实的观点，实在是两个差别很大的事情。最终患者是否获益更是完全两码事。这样的书，满足了一知半解的读者们的好奇心，看起来风光无限，但是背后隐藏的是许许多多的因此拒绝治疗的最终受害的癌症患者。实在是不能置之不理了。

市川接着指出，近藤的所谓癌症真假说是将生长缓慢而且最终阶段也不转移的一部分癌称为假癌，这真是谬说。另外，近藤在书中说，他经手的早期胃癌患者，完全不治疗，采取放置的态度，最终没转变为晚期或者进展期的患者一例也没有。这个实在让我们这些每天接触大量这样的患者的临床肿瘤医生无法安坐了。最善意的解释是近藤不过是自己没有见过罢了。更加荒谬的是他提出癌只分进展迅速的真癌，和假癌两种，居然连有进展缓慢的癌的存在都不知道，让人惊诧莫名。近藤还主张癌症的淋巴结转移不是转移。经淋巴结转移的癌细胞最终汇入静脉，进入血液循环，导致血液转移，这样的常识也试图颠覆，实在是太想做惊人语了。

市川说："再者，近藤主张的癌症的检诊百害无益这一说法的荒诞不经，我连写文章反驳的想法都没有。检查当然都不可避免有一些副作用，比如放射线照射可能提高癌症的发病率。但是作为医学手段，需要衡量的是利弊。癌症检诊的益处已经有太多大型的研究证实，世界各国均大力提倡。已经没有必要为此辩驳了。"

另外，市川也指出，近藤最近几年也意识到他的理论的荒谬，开始转换口风。最近几年开始在文章里分辩说，他是针对过度医疗，并且分辩说他所说的假癌不会转移也不是绝对不会转移。另外近藤主张的胃癌手术死亡多发一说，更是荒诞不经。日本外科医生胃癌手术的水平世界领先。国立癌症中心的胃癌手术死亡率为

0.1%，而欧洲各先进国家如英国、德国，手术死亡率大约是日本的50到150倍。

近藤随后在周刊文春发表文章辩驳各方的批判。他说："我在庆应大学门诊工作23年期间，听从我的劝告，接受放置疗法的癌症患者，有150人次之多，没有一个发现出现癌症进展的。"

针对这个说法，国立癌症中心中央医院放射科医生牛尾恭辅写文章进行了批评。他说："普通人听到150这个数字也许会觉得：啊，近藤医生真是名门大学医院的有丰富经验的医生啊。但是，算一算就知道，23年门诊，150人是个极小极小的数字。拿着这样算是极端稀少的个例说事，真难以相信是庆应大学培养出来的医生。"

不被医疗否定书杀死的48个真实

2014年1月，畅销书作者，同为医生的兵库县的长尾和宏医生出版了新书，书名就叫《不被医疗否定书杀死的48个真实》。显而易见，这本书是针对近藤的《不被医生杀死的47个心得》而出的。周刊文春立刻在杂志发表了书评，题目很醒眼："近藤医生，你的受害者出现了哦"。

长尾医生说："近藤发表他的假说是他的自由，相信他的假说也是病人的自由。但是，本来就对癌症怀有不安，因为看了他的书而产生困惑，本可以有机会治疗获得生命的患者却延误治疗丢失了性命，作为医生，我实在看不过去。"

"相信近藤的谬说，本来只是癌前病变的患者，好不容易早期发现了，却不进行任何积极的治疗，耽误了治疗的，我已经看到了多例。"

“我们承认，现代医学的确也有很多不试一试就无法知道结果的情况。99％成功率的手术也有那1％的失败机会。癌症化疗的效果也是如此。这就是医疗的不确定性。但是，单在日本，从江户时代发明全身麻醉的外科医生华岗青洲开始，到为了现代医学普及和启蒙竭尽全力的绪方洪庵等等前辈，医学总是在不断挑战未知，一步步前进。世界各国的癌症专科医生和研究人员，每天都在挑战这个医疗的不确定性。如果否定这些进步，那就是根本上否定了现代医学。”

至于为何近藤的书如此受民众欢迎，成为年度畅销书第三，长尾也进行了解释。他认为近藤的书受到欢迎的社会背景是民众对于医疗的强烈不信任。医生常常居高临下看待患者，大医院的医生往往在看病的时候，眼睛盯着计算机屏幕，跟患者没有目光交流的很常见。对于癌症患者，本应该有的同情心和耐心也随着每日工作的消耗消失殆尽。那么从患者角度看，医疗就是一个冰冷的黑箱，不安和焦虑倍增，自然会想：“医生们是不是在背后利用医疗特权赚黑心钱呢？”在这样强烈的对医疗的不信任感中，近藤医生的主张“不需要医疗，医疗全是骗局”就正好迎合了民众的心理，自然很容易接受。甚至在长尾医生发表了文章后，他在网络上遭到近藤支持者的猛烈攻击。

癌症到底需不需要治疗

那癌症到底需要不需要治疗呢？这是一个复杂无比的问题，不可能在这篇文章里给出简单的答案。简单地说，需要根据每个患者的病情不同、个人情况的差异做出判断。早期癌症患者，积极地治疗，能极大可能地提高生存质量，甚至完全治愈。晚期癌的患者，如果治疗的益处的确无法大过治疗副作用的坏处，可以考虑不接受积极的侵入性的治疗，但也最好接受比如止痛这样的提高生活质量的治疗。至于预防检诊，那更是没有疑义地需要大力普及，防患于未然。

媒体需谨慎

这个世界，从来就不缺少哗众取宠博人眼球的跳梁小丑。他们的目的要就是为了金钱利益，要就是为了推销自己的观念以获得社会认同。但一旦涉及到医疗，尤其是凶险的癌症，这样的不负责任的言论，如果影响力巨大，则不只是浪费社会资源，更可能导致不必要的死亡。我们的媒体，在引入外国这些语不惊人誓不休的观念和书籍的时候，请不要一味地只着眼于提高读者人群数，增加销量，也请负起应有的社会传媒的公共责任，咨询相关专业的负责任人士，谨慎从事。我们需要引进的是发达国家的先进技术和文明理念，而不是垃圾。

生理现象背后的科学解读

上火出鼻血是怎么一回事？

作为一个中国人，自小到大，上火这个词就伴随我们一生。

早上上班，看见同事口角长水泡，正呲牙咧嘴，一问，十有八九回答会是“昨天没睡好，上火了”。

过几天，吃了些大龙虾，第二天自己也开始口腔溃疡，别人一问，回答也十有八九是“哎，吃虾，上火了”。

再不就是哪位久病初愈的朋友，喝了妈妈熬的参汤，转头流鼻血了。妈妈也愧疚地自责“补过了，补上火了”。

那么，秋冬交际，容易鼻出血，或者吃了某些食物就“上火”出鼻血，究竟是怎么一回事呢？人体真的有“火”吗？现代医学能解释这种现象吗？

先来定义一下上火这个词。

上火是一个中医的概念。流鼻血称为鼻衄，认为是因为内火上至鼻脉络所致。既然流鼻血与内火有关，某些食物，导致肺热，就容易引起出血，所以要避免积热的食物。

听起来挺有道理。

这是古人对于无法解释的疾病现象做出的解释和生活经验总结。古人不明白血液循环的组成和机制，也不知道出血凝血的机理，可以理解。

现代医学昌明的今天，再用数千年前古人生造出来的“火”这样一个词汇来解释，诊断甚至指导治疗，就是在不应该了。

那么，现代医学怎样解释这些现象呢？

人体鼻腔，尤其前段，有非常丰富的毛细血管，而鼻黏膜很薄，这些毛细血管遇到干燥气候，或轻微刺激，都会很容易破裂出血。跟火无关。

可是，为什么某些特定食物会引起鼻出血呢？食物可跟鼻腔毛细血管不接触啊。

科学研究解释了这个谜。

食物引起鼻出血的人，鼻腔的毛细血管对于各种抗凝血的物质或者抗血小板聚集的物质异常敏感，尤其一种叫做患有先天性毛细血管扩张症的人。这些人一旦吃到了富含这些抗凝血的物质食物，就会导致鼻腔毛细血管破裂出血。原因就那么简单，一点也不神秘。

2013 年美国耳鼻喉医学会的官方学术杂志发表了英国皇家大学医学院的一份研究，详细测试了容易引起鼻出血的各种食物。清晰地解释了食物引发鼻出血的原理。

这份研究调查了 771 个人，发现引起出血的主要可以分为几大类。第一大类是酒精，特别是红酒。第二大类是辛辣食物。红酒里含有大量的水杨酸和水杨酸盐，辣椒里也含有大量水杨酸盐和姜黄色素。水杨酸和姜黄色素能抑制血液中的血小板聚集，而血小板聚集抑制是出血的最大诱因。姜黄色素同时还能抑制血管收缩，所以抑制了止血。第三最常见诱发鼻出血的是巧克力。巧克力中的可可也是有名的血小板抑制剂，特别是黑巧克力。第四大类是富含omega3 的食物。比如，鱼油和三文鱼。

总结起来就是，下列食物容易引起鼻出血：

酒，尤其红酒。辣椒，以及辛味料。

高水杨酸食物：巧克力、咖啡。苹果、菠萝。蓝莓、草莓等莓类水果。橙子。某些中药饮品。大蒜、枸杞、橄榄叶、葡萄干、甜瓜、猕猴桃、石榴、蘑菇、西红柿、萝卜、杏子、大枣、花生。

抗血小板聚集作用的食物：生姜、人参、银杏叶、维生素 E。

富含 omega3 的食物：鱼油、三文鱼。

其他：糖、奶类、某些豆子。

真相大白了。出鼻血只是因为毛细血管破裂，食物导致出血也只是因为这些食物富含水杨酸或者抑制了凝血。跟上火没有关系。人参引起出鼻血也跟所谓的“补”没有丝毫关系。

哦，那看见性感美女出鼻血是怎么回事儿。

那是漫画，现实中是不会发生的。

参考文献

http://www.food-info.net/uk/qa/qa-fi27.htm
http://www.sbccp.org.br/arquivos/LG/2013/05/lary23893.pdf

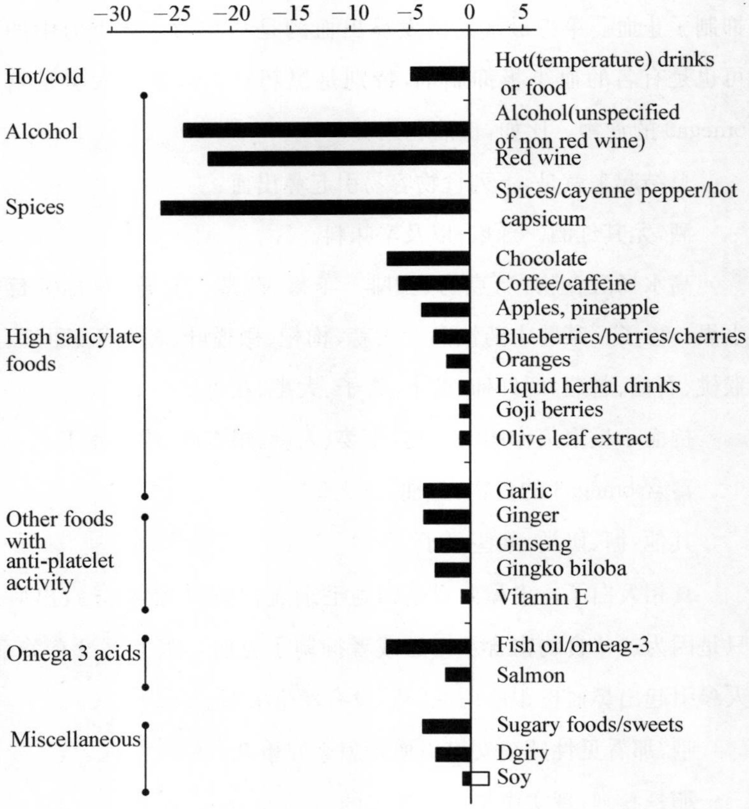

−30
−25
−20
−15
−10
−5
0
5
Hot/cold
Alcohol
Spices
High salicylate foods
Other foods with anti-platelet activity
Omega 3 acids
Miscellaneous
Hot(temperature) drinks or food
Alcohol(unspecified of non red wine)
Red wine
Spices/cayenne pepper/hot capsicum
Chocolate
Coffee/caffeine
Apples, pineapple
Blueberries/berries/cherries
Oranges
Liquid herhal drinks
Goji berries
Olive leaf extract
Garlic
Ginger
Ginseng
Gingko biloba
Vitamin E
Fish oil/omeag-3
Salmon
Sugary foods/sweets
Dgiry
Soy

为什么有些人会晕车晕船？

可能好多人都有过这样的经历：坐车或者乘船时，路面颠簸的，空间密闭的，要不了多久，你就开始感觉胃部不适，紧接着恶心感强烈上涌，严重的时候甚至呕吐。下了车就好了。

我们都知道，这是晕车或晕船，英文叫 motion sickness。

晕车有史可查的记载可以追溯到远古。英文的恶心 nausea 一词就来自于希腊语的 Naus，就是船。看来古希腊人就将恶心跟乘船关联了起来。希波克拉底曾经写道，“海上乘船证明了移动会让人不适(Sailing on the sea proves motion disorders the body)”。1975 年的 *reason* & *brand* 一书记载，拿破仑在埃及时曾经准备成立一支骆驼侦察军团，结果士兵们骑上骆驼，立刻被左晃右摆的骆驼折磨得伏背猛吐，只好作罢。

最著名的晕车名人恐怕就是提出伟大进化论的达尔文了。达尔文将痛苦不堪的晕车感受形容为 Pandemonium(乱哄哄，混乱不堪)。但可惜，即便是达尔文也没有能解释为何人类进化出晕车这个功能来。

古往今来，科学家们对我们为何晕车提出了花样百出的解释。

1977 年发表在 *science* 杂志上、由牛津大学的心理医生 Michel Treisman 撰写的论文，提出晕车这一现象可能是人类为了清除吃进去的神经毒素。他认为，如果我们的味觉或者胃肠道的感觉系统不能正确地发现食物中的毒素，也许晕车导致的呕吐就是一个补救措施。

当然，这样的假说很多，但都没有实质性的证据。

目前最为学界接受的理论，是被称为“感觉冲突理论”的一种假说。

我们的耳朵，不光是外面可以看到的部分。耳朵分为外耳、中耳、内耳。内耳有一个器官叫做前庭。前庭里面充满了特殊的液体，以及能感受液体变化的细胞。当我们的身体发生倾斜，或者前后移动时，内耳的前庭就能感受到这种变化，从而向大脑发出信息，告诉大脑我们的身体在倾斜或者移动。但大脑感知身体移动与否不光只是通过内耳判断的。我们的眼睛，通过对周围环境的判断，也会及时反馈给大脑身体是否移动。此外，我们身体的皮肤、肌肉和关节都有丰富的感觉受体，能准确感知四肢的位置状况，以及移动的速度，也能向大脑提供信息。通常情况下，这几种感觉信号是一致的，比如你在走路时，内耳判断出身体是在向前移动，眼睛通过看见周围环境也能判断是在向前移动，而四肢和关节的感受器也能判断出前移的速度和方向，同时反馈给大脑，于是大脑就精确知道了现在的身体是在向前步行。

但是，某些情况下，这几种同时传递给大脑的信号出现了矛盾，大脑就会无所适从，开始出现紊乱。这就是所谓的感觉冲突理论。

举两个例子。

一个两岁的孩子，坐在汽车后座。汽车在一个弯曲的道路前进。孩子的内耳前庭会很准确地判断现在他的身体是在跟随汽车前进。但是，同时，他的眼睛因为只能看见前座的后背，传递给大脑的就是“我没有动”的错误信号。他的身体关节感受器也告诉大脑“我的身体是静止的，没有移动”。这个时候，就产生了感觉矛盾。

宇航员在太空工作时，虽然是无重力状态，他或她的眼睛是可以准确判断身体的移动状况的，但由于缺乏重力的作用，前庭内的液体也是处于失重状态，前庭于是失去了应有的功能，因此向大脑发出的是错误信息。这两种信号互相矛盾，让大脑无所适从。

于是，晕车晕船的感觉出现了。

一个著名的研究为这种假说提供了有力的佐证，研究方案发表在 1968 年的 *Acta Oto-laryngologica* 杂志上，美国海军所做的研究提供了证据。

海军因为苦恼于水手们在大海上晕船既普遍又严重，做了很多相关研究。他们找来 10 名先天内耳迷路缺失的病人和 20 个正常人。让这 30 个人随舰队出海。结果发现，在海上滔天的大浪中，所有 20 名正常人均吐得昏天黑地，而那 10 名迷路缺失的人没有一个人出现恶心呕吐，全部冷眼旁观，安然无恙。这个研究证实了内耳的前庭功能是诱发晕船的重要一环。

但是，有人提出了不同意见。因为这个感觉冲突理论无法解释为何女性晕车晕船的人比男性多。也不能解释为何乘坐同一辆车，开车的人很少晕车，而乘客晕车的很常见。

明尼苏达州大学的 Thomas Stoffregen 博士提出了不同的见解。他认为，人乘车乘船前的姿势很重要。人体有一个精妙的、自然的摇摆平衡。他的研究发现，玩电视游戏的人，如果头部歪得越厉害，之后出现的恶心呕吐感觉也就越强烈。而容易恶心呕吐的孕妇平时走路的姿势也更倾向于偏向一侧。因此，他认为，晕车表现不过是人体对于新的身体姿势的一种反应，我们的身体必须对新的姿势进行学习，直到做出合适调整之前，人体的姿势调节系统就会出现混乱，导致不适。

但这还是无法解释为何人体进化出这样一个不利于人体移动的反应来。也无法解释为什么我们一旦学会骑自行车就终身不忘，但即便是老水手，一旦在岸上呆的时间长了，再回船上又会出现晕船。

呕吐难道是人体对抗晕车的进化出来的一种反应？

1930 年，claremont 博士在论文中提出，之所以晕车会导致恶心呕吐，是因为晕车所导致的感觉传入的冲突紊乱与食物中毒所引起的反应是相同的，大脑无法分辨，因此命令胃做出呕吐的反应，以排出有毒食物。1977 年和 1990 年的两个研究也赞同这种观点。这也许是为何我们进化出晕车这种看似不利的反应的原因。

那为何有些人晕车，有些人怎么晃也不晕车呢？

统计显示亚洲人大约有 80%—90%的会出现不同程度的晕车，而欧洲人和非洲人只有近 50%。2 岁以下的孩子很少晕车，但 2—

12 岁的孩子则是晕车最多的人群。

研究发现，不同人的知觉处理能力，交感神经和副交感神经的不同敏感度，胃的反应敏感度，以及如血管紧张素等的激素水平都会导致不同人对晕车敏感度的不同。

那么，晕车晕船怎么预防或者减轻呢？

有一些晕车晕船药，最常用的包括外贴的莨菪碱，或者口服的盐酸苯海拉明，等等。这些药通常需要在乘车乘船之前使用，以缓解或者预防晕车晕船。

另外还有一些方法：

● 不要吃得太饱，尽量避免太油腻的食物。

● 脸朝前坐。坐飞机时尽量靠近机翼，减少颠簸的可能。

● 坐车时，如可能，尽量坐前排，眼睛看远方地平线。让空调吹风口吹向脸部。

● 坐船时，尽量坐到最上层甲板，船身前部，眼睛多看远方海天交接的地方。

● 不要吸烟。

● 短促紧张的呼吸也会诱发晕车，因此尽量缓慢平稳的呼吸。

● 市场上有很多所谓刺激穴位预防晕车的手镯或者手带之类的商品。但是目前为止，所有的大型研究都没有能证实它们真的有用。

还在呼吸的死人

不幸的小女孩

2013年12月9日，美国加州大学旧金山校 Benioff 儿童医院。13岁的黑人小女孩 Jahi McMath 因为睡眠呼吸道阻塞，在医生的建议下做了扁桃体，淋巴组织和部分鼻窦组织切除术。不幸的是，术后不久，小 Jahi 就开始咽喉大出血，很快出现心脏骤停。抢救了几天后，医生无奈地宣布她已经死亡。按照程序，医护开始撤除呼吸机和其他抢救设施。然而，她的父母怎么也无法接受。因为就在他们的眼前，他们弱小的女儿还在呼吸，还有心跳，皮肤也是暖和的，这怎么就已经死了呢？换了任何一对父母，也难以接受。他们坚决反对医院中止生命维持手段，要求转院到其他医院继续“治疗”。而医院按照医疗原则，不同意给一个已经死了的人继续抢救。僵持之下，这对父母将医院告到了法庭，官司一直打到了 Alameda 地方最高法庭。法官不是医生，原被告一边说已经死了，一边说没有死，到底听谁的？听第三方的。12月23号，法庭任命了另一个不相关的斯坦福儿童医院的儿科医生 Paul Fisher 重新评估小 Jahi 的情况。隔天，Fisher 医生给出了他的意见：尽管在呼吸机的帮助下，jahi 仍然有呼吸和心跳，但是她的确已经死亡。看到这个第三方意见，24 日法庭做出了决定：jahi 已经死亡，医院可以撤除抢救设备。但是法官又网开一面，给出了破例，要求医院不要急着撤除呼吸机，给 Jahi 家人延长到 1 月 7 日作为最后期限，届时无论 Jahi 父母同意与否，都可以终止医疗。

Jahi 的家人仍然无法接受，于 1 月 6 日将 jahi 转移到了新泽西州一家私立教会医院，继续维持着她的呼吸心跳。因为在加州她已经属于官方定义的死人，不能得到"合适的医疗"。因可以理解的原因，具体哪家医院不得而知。但是这个不知名的医院随后饱受医学界批评，原因是第一误导公众，混淆死亡的定义，二是给 jahi 做无用的维持治疗，给予她家人无效的希望，也将会给她家人带来巨额的医疗花费，因为保险公司是不会给一个已经死亡的人付医疗费的。

死而复生？

随后这件事渐渐淡出了公众视野，直到今年的 10 月 3 日，Jahi 一家聘请的律师 Chris Dolan 在旧金山他的办公室面对一群记者，展示了他们最新拍摄的 Jahi 的录像和照片。

Jahi 看起来头发整齐，皮肤健康，仍然有呼吸。甚至在他展示的一段录像中，Jahi 似乎动了动她的手指。他还说，Jahi 在新泽西州的国际大脑研究基金会所做的脑部扫描上捕捉到了微弱的脑电波。

Dolan 律师说他们将依此为证据，向加州法庭申诉，要求法官收回此前"有清晰和可靠证据证实 Jahi 已经死亡"的判决。如果律师成功，还要取得地方检尸官的同意，那意味着 Jahi 将“复活”，那样就可以回到加州的家，她的巨额医疗费也就将要有加州政府或者加州大学医院来负担了。

但是斯坦福大学医院的医学伦理学教授 David Magnus 显然同意加州大学医院和法庭的判断。他说，如果不是完全独立的第三方的神经学家做出的独立检查，可信性就大打折扣，而且脑死亡的病人不可能恢复，因为脑死亡是不可逆的。如果该律师所说的是真的，Jahi 脑死亡后又复活过来，那将改变整个现代医学对死亡的认识，将是石破天惊的发现。另外一位不相关的纽约大学 Langone 医学中心医学伦理教授 Arthur Caplan 警告说，如果他们试图推翻之前由 3 位神经病学专家和验尸官做出的判断，他们就需要取得完全独立的，有资格的，能够胜任的第三方专家提供有效的证据证明之前的独立判断都是错误的。

案子将在 10 月 9 号开庭审理。

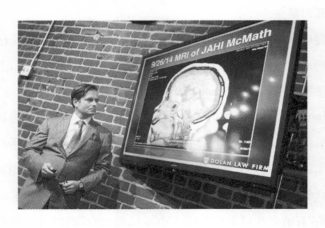

到底什么才算死亡？

这个案子结局到底如何，现在尚未可知，但为什么一个人到底死了没有也会造成这么大的争议呢？

这源于普通公众和医学界对死亡的理解不同，普通民众对于死亡的定义也和法律的定义不同。

普通人提到死亡，绝大多数的印象必然是心跳呼吸停止，体温下降。然而在医学上，一个人即便看起来还是活的，有心跳有呼吸，仍然可能被定义为死亡了。

因为，医学上的死亡定义不是以心跳呼吸停止为最终指针，而是脑死亡。

脑死亡

普通人常常将“昏迷”，“植物人”跟“脑死亡”混为一谈。但医学上这几个词意义绝然不同。

昏迷，是一个概念覆盖很广的词，泛指各种原因引起的持续较长的无意识状态。外面看起来，昏迷的病人像是睡着了。但通常不会持续超过数周，病人也可能完全恢复为正常意识状态，或者不幸转入植物人状态。

植物人状态通常是指病人失去了大多数认知能力，但是他们的大脑仍然在工作，有脑电波活动。前不久有研究发现植物人状态的病人也许仍然能分辨亲人和陌生人。这种人无法交谈，对外界也没有反应。少数人最终会恢复过来，绝大多数无法恢复正常意识。

但是这两种状态都与脑死亡不同。

最早提出且以法律定义了脑死亡概念的是美国 1995 年总统颁

布的“统一死亡决定法案 UDDA”。该法规定以下两种情况的一种出现了即可判定为死亡：

1. 不可逆转的呼吸心跳功能丧失。

或者

2. 整个大脑，包括脑干，所有功能不可逆转的停止。

Jahi 这个案子的争议就在于这第二条上。

人的大脑用通俗的话来说，分上半部分和下半部分。下半部分脑连接脊髓上端和上半部分脑，管理着我们身体的自主呼吸，心跳，反射，体温和睡眠循环。上半脑管理我们各种动作，知觉，感觉，比如看，听，手脚的动作等等。

脑死亡意味着上半和下半脑都不再有功能。我们身体的总司令部不工作了。但是，尽管司令部不工作了，有些时候，下面的将军还是会自行工作，所以有时候，在医疗设施的帮助下，心跳呼吸还会存在。这样，看起来就像是还活着一样。

心脏的系统可以在死亡后仍然跳动一段时间。如果做过动物实验的人可能会知道，心脏即便是离开身体，也是可以自主搏动一会儿的。但是没有呼吸机提供氧气和带走代谢的二氧化碳，心脏的自主搏动很快就会停止，通常只能持续几分钟。但是如果有呼吸机的帮助，人体的一些生理功能，比如心跳，胃肠功能，肾脏功能，就能维持较长的一段时间。心跳在脑死亡后通常不会超过 72 小时，但如果干预得当，甚至可以维持更长时间，Jahi 也许就是这样的特例。所以如果遇到死亡的病人愿意作出器官捐献，需要维持心跳呼吸几天保持器官健康状态的，就会使用“生命”维持设备维持器官的血液循环和供氧，可以长达数日。但是这些生理功能的存在，不代表这个人还是活着的，不过是在现代医学技术的支撑下的“活着”的死人。

普通读者可能对此会很难理解也很难接受。为何大脑死了就算是彻底死亡了呢？如果还有呼吸心跳，还有消化吸收，还能排尿，不应该算是活着的吗？

这是因为一旦大脑死亡了，离开人工的医学干预，心跳呼吸最终会停下来。呼吸机可以让脑死亡的人看起来仍然在呼吸，但其实一旦撤除呼吸机，自主呼吸是无法出现的。没有了大脑的正常功能，很多人体正常生存所需要的激素就没法持续分泌，比如维持基础代谢的甲状腺素，没有了脑部的垂体分泌的促甲状腺素，就没法维持基础代谢。没有了脑功能，人体生存所需要的正常血压也没法得以维持。没有丘脑的正常功能，生存需要的合理体温也就没法维持。所以，如果脑死亡了，即便通过医学干预维持了心跳呼吸，也还是死了。

实际上，脑死亡这个词，因为可能带来的歧义，最近有很多伦理专家在讨论是否该换个词。因为常人听到脑死亡这个字眼，会以为只是脑死亡了，人还是活着的。而通常脑死亡后维持呼吸用的“生命维持(Life supporting)设备”这个词也是很有误导的嫌疑。因为常人从字面理解意味，就会误会成还有生命，所以才需要维持。

怎样才算脑死亡

2010 年，美国神经学会更新了成人脑死亡指南，要求所有美国的医生在宣布脑死亡前检查一共 25 项指标。只有所有 25 项指标都满足了，才可以宣布病人死亡了。

这个指南全名叫“基于证据的指南更新：成人如何决定脑死亡”。主要包括哪些呢？简单介绍一下。

1. 要求患者完全的意识丧失，且这种丧失是不可逆转的，同时引发该意识丧失的原因必须是清楚的，比如大出血引起的休克所致。

2. 神经影像符合意识丧失状态，也就是说神经影像学的检查结果符合临床判断的意识丧失，比如脑电波消失。

3. 中枢神经系统药物不再起作用。这个很好理解，死了的人对药物当然是不会有反应的，如果药物注射下去病人出现了反应，那就不是死亡了。

4. 没有严重的酸碱失衡，电解质异常，内分泌异常。这是为了防止在某些特殊情况下，病人因为严重的酸碱失衡或者电解质异常导致意识丧失，且对药物不起反应，而造成的死亡假象。

5. 正常体温或者轻度低温。在急救医学上有一个判断死亡的原则叫“no man is dead until he is warm and dead”。什么意思呢？意思就是如果病人处在极端低温下，比如冰天雪地被冻僵的人，即便以上条件都符合，也不可以做出死亡的判定。因为极端低温会掩盖生命体征。必须在体温恢复或部分恢复后，比如用温水包裹，或者温水灌肠后，再做详细的检查，如果这时还是出现要求的几点特征，才可以判断死亡与否。

6. 无自主呼吸。这个比较好理解，呼吸机辅助所出现的呼吸是被动呼吸，不算数。必须是撤除呼吸机后，观察病人，如果没有了呼吸，才能判定没有自主呼吸。

7. 收缩压大于 100 mm Hg。这个跟常识有点矛盾。实际情况是因为如果存在极低血压，比如休克或者尿崩症的病人，此时做出的神经学的判断就是不准确的。只有收缩压维持在 100 mm Hg 以上的时候做出的神经学的判断才是科学可靠的。

8. 瞳孔光反射消失。这个恐怕是常人最为熟知的判断死亡的指针之一。电影里常常看到。人的瞳孔在受到光照之后，会出现缩小的反应，称为光反射。除开少数药物中毒的情况，死亡的人的瞳孔这种反射消失。死亡的人瞳孔通常扩散，变大且固定，大约直径在 4—9 毫米。

9. 角膜反射消失。角膜反射也是闹活动的一个直观表现，因此角膜反射的消失也是必须的条件之一。

10. 停止呼吸机后自主呼吸消失。这个上面已经解释了。

以下检查手段，只有在临床医生通过上述检查仍然无法断定，或者即便做了呼吸实验也无法得出结论的时候才需要进行。只要有一个是阴性即可宣布死亡：

> 脑血流图。大脑血流终止，意即大脑死亡，不可逆转。
>
> 脑电图。活人的大脑有正常的电生理信号，脑电图就能捕捉到。死了的人脑电图消失。
>
> 经颅多普勒超声。超声波也是判定大脑是否还有生理功能的一个可靠指标。

以上三项，有一项成立，就可以判定死亡了。

回到文首的案子，三位医生都遵照以上要求做出了独立的死亡判断。尽管 Jahi 可能还有呼吸心跳，但脑死亡才是判断死亡与否的金标准。脑死亡了，就是真正死亡了。虽然是可能无法接受的残酷现实，但抱着无谓的希望，投入大量人力物力，最终换来的不过仍然无法逃避的死亡，这是为何医学界对新泽西那家医院严厉批评的原因，恐怕是 Jahi 一家不得不接受的残酷命运。

什么样的人招蚊子？

夏日的黄昏，晚饭后，一家老小坐在后院纳凉，享受夏日难得的舒爽。然而，很快这种难得的闲暇就被恼人的瘙痒打破。先是大腿，然后是手臂，先后中弹，拍打声此起彼伏。

这是被可恶的蚊子咬了。

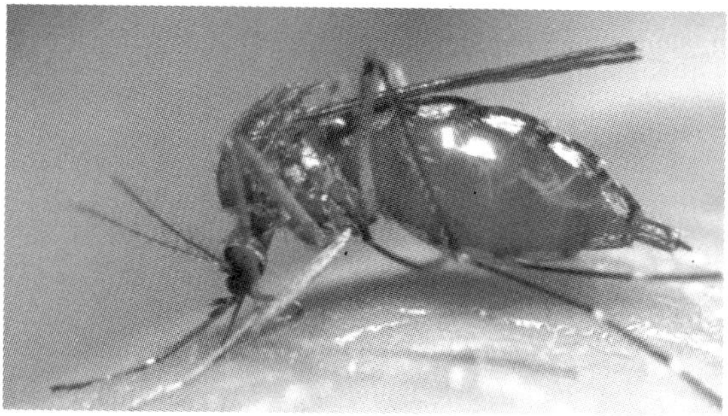

说被蚊子咬了其实不准确，准确的应该是叮，或者插，或者注射。因为母蚊子（公蚊子不叮人）一旦找到目标，会飞到你的皮肤上，准确地寻找到合适的血管，用它尖尖长长的口器插入皮肤，直入

血管，贪婪地吸血。它找准血管的技巧可比很多护士都要厉害多了。

那为什么被蚊子叮了之后会痒呢？

蚊子用口器插入我们的血管痛饮一顿，拔出口器的时候，也不会挥手就走，会很客气地留下点纪念品：唾液。蚊子的唾液非常重要，它起到抗凝血的作用，避免吸血的时候发生凝血不方便持续吸血。这残留下来的唾液，对我们的人体免疫系统来说，当然是个外来的敌人。免疫细胞立刻开始反应，组胺大量形成。组胺刺激皮肤的神经，瘙痒就不可避免了。

瘙痒当然也为我们提供了一个反击的机会。一旦感觉到瘙痒，一巴掌拍过去，没准就能将蚊子拍得血肉横飞。但可惜，蚊子导致的瘙痒也不总是立刻就出现，很多人在蚊子叮咬之后数小时才感受到瘙痒，等到那时，肇事者蚊子早就满足地飞走了。

蚊子的恼人当然不只是瘙痒那么简单。蚊子叮咬最可怕的后果是传播血液传染病，比如著名的疟疾、脑炎。很多时候甚至是致命的。

2013 年世界卫生组织发布了一张图，显示导致人类死亡的动物排行。让很多人意想不到的是，蚊子高居榜首，每年蚊子在全球造成 72 万 5 千人死亡，比第二位的人类自身杀戮造成的死亡 47 万 5 千要多出 25 万。

这个数字惊人。

所以避免被蚊子叮咬非常重要。不但是为了避免瘙痒的痛苦，也是为了避免传染病。

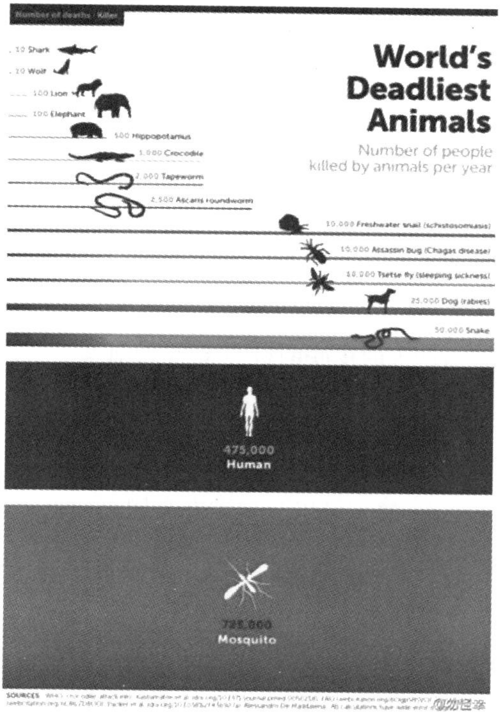

还是文初的场景。你正在为蚊子叮咬烦恼不已，左拍拍右拍拍，蚊子似乎就是围着你转。回头看看坐在一边的别人，却悠然自得，一点也没有被蚊子骚扰的样子。

难道蚊子就跟你有仇，专叮你吗？

很不幸，很可能是的。蚊子的确是有选择的。

哪些人容易招蚊子呢？

为此流行病学和微生物学家们做了大量的研究。得到的结论是这样的一些因素会吸引蚊子，导致更多的蚊子叮咬：

1. 遗传因素。研究指出是否容易招蚊子,遗传基因的成分占了85%。也就说你可能就是与生俱来的招蚊子咬。这个没有谁可以用来抱怨,只好怨命不好。这85%可能是因为皮肤分泌的某种化学成分,吸引了蚊子。

2. 血型。是的,血型也有关系。蚊子的嗅觉异常发达。据研究显示蚊子可以闻到50米外的人体发散的味道。血型不同,可能皮肤分泌的某些成分不同,从而吸引蚊子。有研究显示,同样条件下,蚊子停留在O型血的人的皮肤的机会是A型血的人的两倍。B型血则处在两者之间。

3. 高激素或者高胆固醇。高激素和高胆固醇水平的人更加吸引蚊子。这不是说,蚊子可以分辨谁有高胆固醇血症,而是因为高胆固醇血症的人体内加工利用胆固醇的过程更旺盛,从而产生某些吸引蚊子的成分留存在体表。

4. 二氧化碳。蚊子有一个对二氧化碳极端敏感的上颌触须。2007年的一个研究发现,蚊子的这个触须可以感受到50米外的二氧化碳浓度。产生二氧化碳越多的人,越吸引蚊子。通常体型越大的人,代谢越旺盛,呼出来的二氧化碳也越多,也就越招蚊子。这也是为什么总体来讲,孩子被蚊子叮咬的几率比成人要低一些。

5. 皮肤的温度,乳酸含量,尿酸含量。有研究显示,较高体温的人更加吸引蚊子。蚊子也喜欢皮肤散发的乳酸和尿酸味道。皮肤尿酸分泌多少是遗传的结果,没法控制。但是乳酸却是在运动后大量产生的。同时运动会导致体温上升。所以,运动后的人,皮肤温度升高,同时又乳酸分泌增多,想不招蚊子都难。

6. 皮肤菌群的组成。2011 年荷兰 Wageningen 大学的研究人员发表的一项研究显示，皮肤的某些寄生菌是吸引蚊子的强力诱饵。他们发现，皮肤的菌群品种比较单一，但量很大的人更加容易吸引蚊子。

7. 啤酒。2002 年的一项研究发现，仅仅喝一罐啤酒，就会大幅提高被蚊子叮咬的几率。研究者怀疑是因为饮酒后皮肤散发的酒精味道和体温的上升导致的，但计算结果显示这两者都没有相关性。

8. 孕妇。多个研究均显示，孕妇对蚊子的吸引力是他人的两倍。这归功于孕妇的新陈代谢提高，从而产生更多的二氧化碳和体温升高。

9. 衣服的颜色。有研究显示，蚊子可能能通过视觉寻找目标。所以穿颜色显眼的衣服，比如黑色、红色、深蓝色，会吸引更多的蚊子。

把这几点总结在一起，夏日里最吸引蚊子的人就是：

刚刚运动完满头大汗的，穿着黑色衣服的 O 型血的孕妇。

那怎么样避免蚊子叮咬呢？

最直观最可靠的方法当然是呆在室内，穿长袖长裤，不给蚊子机会。在户外时，不要喝酒，穿浅色的衣服。最可靠的方式就是喷抹驱蚊剂。大多数驱蚊剂都含有待乙妥（DEET），驱蚊效果得到大量研究证实和支持，是安全有效的。但注意给孩子涂抹时不要弄到眼睛和嘴里去了，也不要涂抹到手上，因为孩子常常会用手揉眼睛。

神奇的安慰剂效应

2006年，哈佛医学院做了一个实验，发表在著名的《英格兰医学》杂志上。他们找来270位慢性上臂痛的病人，分成两组。一组给他们口服一种新的药物，告知他们此药有很好的疗效，药量为一天一粒，一共吃8周。另外一组每周扎两次针灸，一共扎6周。治疗开始前，医生向每个病人详细讲解可能的副作用，比如针灸会引起疼痛，甚至拔针后还可能会持续疼痛，以及局部可能会红肿，而药物组的副作用包括嗜睡、口干、失眠、头晕等。实验开始两周后，接近1/3的病人向医生报告有不同程度的副作用。被扎针灸的病人报告局部有红肿，持续疼痛。吃药的一组病人报告失眠，无力，甚至起不了床，恶心，起皮疹，都与事前医生告知的吻合。令人振奋的是，几乎所有病人都报告上臂痛的症状得到不同程度的缓解。针灸组甚至效果优于药物组。

看上去似乎药物和针灸都有很好疗效，但都或多或少有些副作用。没有什么特别。

但是这些病人不知道的是，他们吃到嘴的药物其实是磨好的普通玉米粉，没有任何药物成分。而使用的针灸也是一种特殊的针灸，表面看起来一模一样，但一旦触到皮肤，针尖就会自动缩回去，根本不会扎进皮肤，更没有按照穴位扎针灸。

那这些临床疗效和副作用从哪里来的？

这就是神奇的安慰剂效应。

安慰剂，英语叫 Placebo，源于拉丁文，原意是 I shall please，直白地翻成中文就是“我应该取悦”。

安慰剂是指药物学上本不应该有任何药物作用的物质，比如上述实验用到的玉米粉，但却在实际中产生了等同于药物的临床疗效。更宽泛地讲，“假”手术，或者“假”的治疗，都算作安慰剂。

《医学的愚蠢和谬误》一书说：“医生对治疗手段的信任，病人对医生的信赖，都会产生相互的加强作用。而就此产生的结果往往会非常强有力，常常仅此就足够确保得到疗效甚至完全治愈”。这真是对安慰剂的最好解释。

安慰剂进入现代医学视野通常认为最初始于美国的 H. K. Beecher 医生。Beecher 是一个二战战场麻醉师。在攻占意大利南部海滩战斗中，镇痛剂很快用完。当伤兵嚎叫着要镇痛剂时，万般无奈的护士告诉他现在给他注射的是强力镇痛剂，但实际注射的是盐水。让 Beecher 震惊的是，注射盐水后，伤兵居然真的停止了哀嚎，疼痛止住了。对这一情形印象深刻的 beecher 战后回到美国哈佛，开始了一系列新的测试药物疗效的实验。1955 年，他在美国医学会杂志 JAMA 发表了著名的论文“*The Powerful Placebo*（强力安慰剂)”,描述了超过数十个常规药物的效果其实来自于安慰剂效应。他第一次指出吃药这个动作本身就有一定的治疗作用,只有强于安慰剂的药物作用才能认定为有效药物。此后,临床实验中,与安慰剂组对照成为开发新的药物或者疗法的不二规则。

那到底安慰剂效应有多普遍呢?

研究显示,患有慢性疼痛、抑郁、某些心脏疾病、胃溃疡,或某些胃炎,以及很多功能性疾病的病人,高达50%—60%的可以仅仅因安慰剂得到症状缓解。

一个实验中,研究人员发现仅仅告诉哮喘患者他们正在吸入一种气管扩张剂就能有很大部分患者出现气管扩张,尽管他们实际上什么也没有吸入。另一个实验中,拔掉智齿的病人被告知他们正在接受超声波治疗缓解疼痛,尽管实际机器没有开机,病人的大多数都报告疼痛明显缓解了。11个不同的临床实验都显示结肠炎患者接受安慰剂治疗后,52%的患者出现症状缓解,其中50%患者经结肠镜检查后真的出现实际炎症消退。

而安慰剂的使用在实际临床中又有多普遍呢?

2008年,英格兰医学杂志发表了一篇论文。对679名美国内科医生或者风湿病专家做了一项调查,结果发现,大概有一半医生承认自己在临床实践中有经常性地给病人开出安慰剂。最常用的安慰剂是维生素片和止痛药,次为生理盐水和糖丸。但也有大约13%的医生开出抗菌素和催眠药作为安慰剂。这些医生开出这些药物时是知道按照医学常规,这些病人是不应该给这些药物作为治疗手段的。大多数医生给病人的解释都是“你的病通常不适用这些药,但可能会对你起作用”，只有大概 5％的医生明告病人给的是安慰剂。而有相当数量的医生是因为被病人频繁来访却苦无良策所以给予安慰剂的，因为他们发现给这些药物之后患者不同程度的得到了症状缓解。

安慰剂不仅仅包括药物或者治疗手段。就医的环境，医生的态度，也会对安慰剂效应产生很大的影响。

2008 年，哈佛的研究人员又做了一个实验。他们找来 262 位患有肠道激惹综合征的成人，分成 3 组。第一组不做任何干预。第二组给予假针灸治疗。第三组假针灸治疗，但同时要求这一组的医生接触病人时多用温暖鼓励的语言，较长时间的眼睛接触，并表现出对治疗极有信心。6 周后，第一组的病人有 28％的显示症状自行缓解了。第二组的有 44％症状缓解。第三组则高达 62％出现缓解。证实了医生与病人间的互动和病人对医生的信心对于治疗效果的影响是很强烈的。

有趣的是，研究发现，尽管医生的态度和交流方式会对安慰剂效应产生最举足轻重的影响，诊室的环境，甚至药物的颜色都会对病人的疗效产生影响。抗抑郁剂的药物如果是黄色，效果优于其他颜色。红色的兴奋剂会产生更好的效果。抗焦虑药物用绿色最好。抗溃疡药物用白色最佳。不仅仅是颜色，药物的数量也对疗效产生影响，胃溃疡病人每天吃 4 片，尽管实际药量一样，比每天只吃 2 片的效果更好。另外，药物的品牌也对疗效产生影响。知名药厂的药物也比小厂的效果好。甚至药物的名字也有关系。这就是为什么国内许多药物都用上一目了然的名字，而美国不允许使用暗示太过明显的名字。此外，药物的价格也对疗效产生影响，被告知正在使用的是昂贵的药物常常会对病人产生更好的效果。甚至地域、医院的名气、医生的年龄也会对同样治疗的疗效产生很大的影响。这解释了为什么病人喜欢找年长的医生，尤其是“老中医”。

安慰剂通常表现为疾病缓解，但实际上安慰剂也是有用于降低副作用的。典型的一例就是癌症病人的化疗。因为生活的经验或者媒体的报道，常人都知道传统化疗毒副作用很大。德国的研究人员发现，当他们不告知病人接受的是化疗药物，而是别的普通药物时，副作用居然减轻了。

通常情况下，接受安慰剂的病人是不知情的，也就是不知道自己被给予的是没有任何药物成分的安慰剂，因为通常认为只有这样才会产生作用。但事实却出乎意外。

2010 年，哈佛大学再做了一个实验。他们找来 80 位患有肠激惹综合征的病人，分成两组。给其中一组的药物的外包装上明确写着：“此为安慰剂，没有任何药物成分，类似于糖果，但是临床实验显示此安慰剂能通过思想身体自愈作用产生很好疗效”。另外一组病人则不给任何治疗。治疗开始后 11 天和 21 天，第一组明知道是安慰剂的病人仍然出现了很高比例的症状缓解，而第二组则没有显示任何缓解。

既然安慰剂如此强效，但背后的原因是什么呢？

最为人们接受的对安慰剂效应的解释是心理性作用。因此很多病人症状缓解后得知自己实际接受的是安慰剂治疗会火冒三丈，会认为自己实际上没有真的病，所有一切全是心理作用。然而，近些年神经医学的发展开始给解释安慰剂效应带来了曙光。早期的研究发现，如果用化学药物阻断患者大脑内的内啡肽（一种天然的镇痛剂）分泌，就可以部分阻断安慰剂效应。之后的大脑扫描显示，很多种神经传递因子在起作用，其中很多与阿片和大麻的作用机制一致。也有研究显示，多巴胺（一种影响情感和愉悦，奖赏的化学分子）的分泌会受到安慰剂的影响。去年的一项研究发现，分泌多巴胺的一个基因会影响安慰剂的效果。携带有这种基因的人群更容易受安慰剂影响而获得症状缓解。

但也有人认为安慰剂效应被夸大了。1997 年，Kienle 和 Kiene 分析了大量安慰剂的研究后，认为安慰剂组病人出现的症状缓解不是来自于安慰剂效应，而是因为病程的自然缓解，症状的波动，附加的别的治疗，报告的偏差，病人为了取悦医生的礼貌汇报，诱导性的调查，或者仅仅是心理现象。2007 年，Bausell 发表论文说，病人的自然病程，以及在接受治疗期间病人会不自觉地改变生活行为方式，或者因为想要取悦医生而社交性地回答医生所期待的答案，都可能导致观察到的安慰剂效应被夸大。2001 年，一项大型的大批量研究分析指出，与未治疗组比较，无论主观或者客观指标，安慰剂组并没有出现显著的不同。出现疗效的安慰剂研究一旦加大样本数量，效果就会减低，提示观察到的效果可能只是观察偏差。典型的案例是外科医生 J. Bruce Moseley 做的一个有名的安慰剂实验。他给十个膝关节炎的病人其中 8 个做了假手术，切开皮肤后就缝上，但告诉病人做的是正常手术。结果所有假手术患者 6 个月后都出现了缓解。因此 Moseley 认为安慰剂手术有效。但实际上，这些患者可能根本不需要手术也会自行缓解。

另外一个常识性的观点是,病人对疾病的态度或信心会因为安慰剂效应对治疗结果产生影响。但事实是,安慰剂效应通常只对功能性疾病有效,而对器质性的疾病无效。比如骨折病人、肠穿孔病人安慰剂就无效了。主观性的缓解比起客观性的疾病疗效更加容易取得。实际上,2010 年丹麦做了一个迄今最大型的关于态度和信心对疾病结果的研究。他们追踪近 6 万人 30 年,结论是性格和对疾病的态度跟患癌风险无关,与治疗效果和生存期间也无关。

尽管有这些争议,有些医学界人士,尤其是大多数替代和补充医学界的人士认为,只要治疗有效,是不是安慰剂有什么关系呢?谁在乎。近些年更有一些研究论文在发现替代和补充医学的疗效是安慰剂效应后,立刻转而推出结论:这些替代和补充医学的手段是有效的。

那么,安慰剂是否是完全无害的呢?

首先,安慰剂并不总是便宜且有效的。很多安慰剂式的治疗手段不但昂贵,而且效果低下。其次,有些患者为了寻求非正规医疗的安慰剂效应而耽误及时有效的正常医疗而延误病情。第三,安慰剂效也可能为医疗欺诈、虚假医疗提供温床。有些时候,甚至会导致谋财害命。

参考文献

1. BMJ. 2006 Feb 18;332(7538):391 - 397. Sham device v inert pill: randomised controlled trial of two placebo treatments.

2. Antidepressant Drug Effects and Depression Severity. A Patient-Level Meta-analysis. JAMA. 2010;303(1):47－53.
3. Prescribing "placebo treatments": results of national survey of US internists and rheumatologists. BMJ 2008; 337.
4. THE POWERFUL PLACEBO. JAMA. 1955;159(17):1602－1606.
5. Placeboswithoutdeception: arandomizedcontrolledtrialinirritablebowelsyn drome. PLoSOne. 2010Dec22;5(12).
6. Components of placebo effect: randomised controlled trial in patients with irritable bowel syndrome. BMJ 2008; 336.
7. Personality traits and cancer risk and survival based on Finnish and Swedish registry data. Am J. Epidemiol. 2010 Aug 15;172(4):377－385.

药物的颜色会影响疗效？

回答这个问题前，先来解释一个概念：安慰剂效应。

安慰剂，英语叫 Placebo，源自拉丁语，原意是 I shall please，我应取悦。安慰剂是指医学上对于某种疾病并无实质药理或医学作用的药物或者治疗手段，用来欺骗受试者，但接受安慰剂治疗的患者常常显示症状的缓解和出现甚至实质性的病情改善。这种效应就称为安慰剂效应。与之相反的称为 nocebo，反安慰剂效应，原意为 I shall harm，我应伤害。

那么安慰剂到底多强大呢？

阿姆斯特丹大学的研究人员在 1996 年系统回顾了 12 个药物实验，试图找出药物的颜色是否会影响治疗效果。结果发现红色、黄色和橙色会产生更强烈的刺激性效果，而蓝色和绿色会产生更加强烈的镇静效果。其中一个研究发现药物颜色跟药物作用途径也密切相关。白色最多用于一般药物，心脏病、血液病或者淋巴系统药物使用红色和猩红色比较有效，古铜色和橘红色用于皮肤用药较好。面对不同颜色药物，病人多先入为主地认为红色和黑色的药物会药效强烈，而白色药物会比较弱。一个双盲研究中，120个等待手术的患者被提供两种颜色的“镇定剂”，结果发现男性多选择橘色来镇静，而较多的女性选择了蓝色。另一个实验中，48个病人接受三种不同颜色的同一个药物各一周。结果发现绿色药物缓解焦虑症状最明显，而黄色的药物缓解抑郁最有效。另一组实验中，100名医学院学生被提供两种颜色的药物，但不告知哪种为何种药物，结果发现与吃粉红色药物的学生相比，吃蓝色药物的学生更多出现了嗜睡和警觉度下降。另一个实验发现术前晚上吃了蓝色药物的患者比橘色药物的更快入睡，睡眠时间也长很多。

有意思的是，2010年发表在 *International Journal of Biotechnology* 的一个研究显示，大多数人会偏向选择红色和粉红色的药物。14%的人会觉得粉红色药物会比红色的甜一些，而黄色会比较咸一些，尽管其实品尝的是一样的药物，只是颜色不同。11%的人认为白色或蓝色药片味道会苦一些，而10%的人觉得橘色药物味道比较酸。

不光是药物的颜色，药物的品牌也会对疗效产生影响。

1981年英格兰医学杂志发表了一篇论文，英国的研究人员做了一个实验。他们给予835位女性头疼患者镇痛药，分成两组，其中一组的镇痛药片上用明显的标记标着一个知名药厂的名字，另一组则不标记厂家名字。结果发现标记着品牌的药物镇痛效果明显优于没有标记的药物。

还有研究显示同样药物，胶囊的效果会优于片剂。药片的大小也影响疗效。大的片剂比小的效果明显。

药物的名字也会对疗效产生影响。

2006 年发表在精神病治疗进展杂志的一个论文发现，如果病人不知道自己吃的是伟哥（Viagra）的话，所获得的疗效明显低于知道的患者，尽管他们实际吃的是一模一样的药物。因为 Viagra 听起来像"vigour（精力）"和"Niagara（尼加拉瓜大瀑布）"，暗示着强壮持续。

不仅如此，药物的价格也对疗效产生影响。

2006 年哈佛大学做了一个实验，他们找来 82 个志愿者，告诉他们将要帮助测试一种新批准的止痛药。其中一组的药瓶上标识这个药每片价格为 2.5 美元，而另一组的药物是每片 10 美分。其实两组药物是一样的，都是玉米粉做成的安慰剂。结果发现，认为自己服用的是价格比较贵的一组受试者疼痛缓解率为 85.4%，而以为自己吃的是便宜药的一组只有 61%。显示药物的价格也会影响安慰剂效应，从而影响疗效。

关于安慰剂还有一些惊人的发现。

动物也会出现安慰剂效应。2010 年美国的研究人员用 48 只狗做了一个实验。这些狗都患有癫痫。也分成两组，一组给真的药物，一组给予安慰剂。结果发现，安慰剂组的狗 79%癫痫发作频率下降，29%获得完全缓解。提示动物也会被安慰剂影响。

安慰剂效应可以让你醉酒。2003 年，新西兰的研究人员找来 148 名大学生。让他们处在一个装饰成酒吧的室内。其中一半学生被提供了酸橙水，而另一半被告知他们喝的是酒。但实际上两组喝的是完全一样的酸橙水。结果发现以为自己喝的是酒的一半学生与另一半相比判断力明显下降，记忆力也下降，几乎处于醉酒状态。

你所住的地方也影响对安慰剂效应的反应。研究发现美国人对注射药物的反应比较强，而欧洲人更容易被口服药物所影响。文化背景也影响安慰剂效应的强烈程度。同样的消化性溃疡患者，德国人对安慰剂的反应就比巴西人强很多，但德国人对高血压药物的反应则弱很多。

即便受试者知道是安慰剂，也还是能产生安慰剂效应。传统认为之所以能产生安慰剂效应，是因为受试者以为吃进去的是真药。然而2010年哈佛大学做的一个实验让人吃惊。他们找来80位患有肠激惹综合征的病人，分成两组。给其中一组的药物的外包装上明确写着："此为安慰剂，没有任何药物成分，类似于糖果，但是临床实验显示此安慰剂能通过思想身体自愈作用产生很好疗效"。另外一组病人则不给任何治疗。治疗开始后21天，第一组明知道是安慰剂的病人仍然出现了很高比例的症状缓解，而第二组则没有显示明显缓解。另外一些实验发现，服用安慰剂的受试者在被告知是安慰剂后，安慰剂作用仍能持续发挥，很大一部分受试者选择继续服用安慰剂。

安慰剂效应随时间推移越来越强。波士顿妇科医院精神科主任 Arthur Barsky 回顾过去30年间抗抑郁药物的临床实验后发现，安慰剂效应比起30年前强了大约两倍。研究人员分析原因可能源于随着现代医学的进步，我们越来越信任医学。现代医学的进步带来死亡率的下降，我们于是稍有疾病就愿意去看医生，做检查，吃药，并且比起前人更加期待药物和医疗会起作用，而古时候医疗手段的落后，普通人对医学的信任是显然弱于现代的。

参考文献

THE POWERFUL PLACEBO. JAMA. 1955;159(17):1602–1606.

Analgesic effects of branding in treatment of headaches. Br Med J (Clin Res Ed). 1981 May 16; 282(6276): 1576–1578.

Some aesthetic considerations for over the-counter (OTC) pharmaceutical products. International Journal of Biotechnology, 2010; 11 (3/4): 267.

Placebo effect in canine epilepsy trials. J Vet Intern Med. 2010 Jan-Feb;24(1):166–170.

Commercial Features of Placebo and Therapeutic Efficacy. JAMA. 2008;299(9):1016–1017.

Something out of nothing: the placebo effect。Adv. Psychiatr. Treat. 2006 12:287–296.

致命的反安慰剂效应

神秘的死亡

1970年代末到1980年代初，由于战乱或者饥荒，大量东南亚人移民到了美洲大陆，开始新的生活。然而，这些新移民来到新大陆，刚刚开始憧憬美好新生活，很快就被一种极其诡异的阴影笼罩。

从1981年开始，全美各地来自老挝和越南的苗人接二连三地死于睡梦中。死状恐怖。死者平均年龄33岁，均为健壮无病的男子，且逐年增多，到1983年达到顶峰。这一年这样莫名其妙死亡的青年男子的总数甚至超过了全美同年龄段的其他男子排名前五位的死亡原因所致死亡数的总和。根据美国疾病预防中心的统计，到1988年为止，这样神秘死亡的苗人男子数达到了117名，其中只有一位平时有心脏病，其余均为壮年男子。

死亡通常发生在睡眠3到4小时的时候。据目击者描述，死者均为突然开始呛咳，大口呼吸，张嘴，喉头发出奇怪的声音，尖叫，表情痛苦万状，然后身体突然坍塌，很快就停止呼吸而死亡。情状非常类似于南亚广为流传的“鬼压身”。传说中，半夜会有女鬼专找壮年男子，伏其身上压迫致死。消息传开，全美各地的苗人均惊恐万分。很多男子开始穿女性衣服睡觉，因为传说这样可以误导女鬼，从而逃脱死亡恐惧。

这样的死亡接二连三，而且发生在全美各地，死者均无相关性。唯一的共同处是：全部都是苗人，都是新移民，来自东南亚，平均来美 17 个月。这很快就吸引了医学界和法医界的注意。然而，解剖的结果让人失望，没有找到明确的死亡原因。死者均没有心脏疾病，推测是死于心室纤颤。医生们百思不得其解。无奈之下，给这种奇怪的突然死亡取了一个容易理解的名字：突然意外夜间死亡综合征。看到这个名字，你也能理解了：跟没命名一样，对死因的解释毫无帮助。

那究竟是什么杀了这些苗人呢？难道真的是“鬼压身了”？为何只出现在新移民的东南亚苗人身上，而且是壮年男子？而且大批量死亡发生于来美后短短数年间，到 1985 年就慢慢减少了。这一切到底是为什么呢？

很遗憾，到目前为止，仍没有定论。没有人能告诉你到底确切的原因是什么。

可怕的反安慰剂效应

直到 25 年后，美国加州大学三藩校的教授 Helley Adler 在研究了长达十几年的苗人的突然意外夜间死亡综合征后，编纂出版了一本书，书名就叫《睡眠瘫痪：恶梦，反安慰剂效应，意识和身体的关联》。她在书中得出惊人的结论：某种程度上，苗人死于他们对神灵的信仰，尽管真正的医学死亡原因可能来源于东南亚男子可能携带的某种遗传性心律不齐。

恶梦几乎人人做过。无论哪种文化。恶梦经历者通常处在一种自以为清醒的状态，能感受周围事物，而且很多人会感觉胸闷，呼吸困难，惊恐，但却无法动弹。称为睡眠瘫痪。这个医学早有解释。我们的睡眠是在快速动眼睡眠和慢速动眼睡眠交替进行的。某些人在睡梦中会经历不按正常顺序出现的混乱的快速动眼睡眠。而快速动眼睡眠阶段的特点就是我们的脑电波异常活跃，与清醒状态一样，但全身肌肉处在完全失活状态，无法动弹。正常人在快速动眼睡眠时是完全睡熟的状态。而睡眠瘫痪的人却可以有部分意识清醒。经历睡眠瘫痪的人，常常清楚地感觉有恶鬼或者异灵出现在身旁，甚至感觉到实体的存在，于是出现了"鬼压身"。然而，通常睡眠瘫痪不会导致死亡。苗人却一个一个先后死于睡梦中。

Helley Adler 孜孜不倦地探索这个谜题。几十年来，她采访各地苗人，收集了很多一手资料。她发现，来自东南亚的苗人是一群信仰深重的人群。他们对神灵虔诚信仰，每天必须祭拜祖先或者神灵。他们相信，如果有一天不祭拜祖先，神灵就会发怒，不再保护他们。失去了神灵的庇护，恶灵就会现身。

而 1980 年代的新移民至美国大陆的苗人正是那一群无法规律按时崇拜神灵的人。

1970 年代，越战之后，大量的老挝越南苗人为躲避当局的迫害纷纷移民到新大陆。而东南亚移民的大量涌入，让美国政府很伤脑筋。为了不让这些新移民过于聚集在某些特定区域，美国政府采取限制措施要求他们分散在全美各地。这些移民分散在不同州的53个城市。新的生活环境,新的语言,导致这些苗人中失业率极高,生活异常艰辛。显而易见,食不裹腹的情况下,苗人们是无法保证每天按时祭拜祖先,崇拜神灵的。而散居,又导致不能获得社群间的互相安慰。而强大的巫蛊让他们相信,不祭拜祖先,恶灵会找上门来。一旦出现了恶梦降临,传统的能消灾解难的招魂师巫觋在新大陆又不可得,他们于是相信自己失去了神灵庇护。

加上先天的某种隐藏的东南亚男人特有的某种心脏缺陷,在睡眠瘫痪的惊恐状态下,心室出现衰竭,于是突然死亡出现了。所以这种死亡发生在刚刚来美后的数年间。等到渐渐适应环境,又可以开始每日祭拜祖先了,这种不良的心理不再普遍,死亡率也很快下降。

这种心理因素导致的身体变化,我们已经知道了,我在前面文章也写过了,叫做安慰剂效应。但是,这种因为心理因素导致身体恶化,甚至死亡的现象,有另一个名字:反安慰剂效应(nocebo effect)。

奇妙的反安慰剂效应

安慰剂效应,常常表现为通过安慰剂等心理暗示,患者疾病得到缓解。而反安慰剂效应正相反,结果是导致病情恶化或者出现不良后果。显而易见,因为医学伦理的限制,反安慰剂效应没法像安慰剂效应那样被广泛实验,仔细研究,但它却是真实存在的,而且非常强大。

2005年,瑞典的医生做了一个实验研究病人手术后疼痛。结果发现，如果病人非常焦虑，则需要比心态平和的人更大剂量的止痛药才能达到同样的止痛效果。也就是说，焦虑起到了反安慰剂效应的作用，使得病人疼痛阈值降低了。

2006年，英国英王学院做了一个实验，研究所谓对各种电磁波敏感的人群是否真的能感知电磁波。他们找来60名普通人，和60位自称对电磁波敏感的人参与实验。结果发现，那些自称敏感的人，即便根本没有启动电磁波磁场的机器，只要假装告诉他们有电磁波了，他们的头疼程度均大幅上升，显示反安慰剂效应发挥强大作用。

另外一个有趣的实验是2011年哈佛医学院做的。他们针对关节炎的病人做了一个双盲对照实验。一共100位病人参与了实验。给药前这些病人均被要求记录对关节炎药物的印象。然后给予他们同样的药物。结果发现，如果一个病人服药前就对某个药物持有很不好的印象，比如副作用大，毒性强，那即便是在服用完全不是药物的安慰剂，这些病人也会表现出强烈的副作用。显示反安慰剂效应强烈影响病人对药物的反应。

但是，反安慰剂真的可能强大到引发死亡吗？

另一个让人惊恐的调查发现，在美国的华人，如果生在某个被认为对某种器官健康不利的生肖年，他们死于这个器官疾病的几率会比其他年出生的人增高。比如猴年出生的人，因为中国风水和中医认为猴年五行属金，金为燥，燥气通肺，所以猴年出生的人容易患与肺相关的疾病。结果发现猴年出生的华人，与其他年出生的华人相比，死于肺病的年龄要提前5年。而在美国的其他种族人群则没有这个现象。只有你相信这个传说，才可能影响到你的身体健康。

意大利的医生们在研究肠乳糖不耐的病人时，发现那些认为自己有乳糖不耐症的人，即便实际喝下去的是葡萄糖（葡萄糖不含乳糖，不会引起症状），仍然有44%的人出现强烈的乳糖不耐的反应，比如腹痛，腹泻。

《纽约时代》报曾经报道过一个典型的反安慰剂效应的病例。在一个临床抗抑郁剂药物实验进行当中，部分志愿者拿到了一种新药。其实这是为了实验需要用玉米粉做成的安慰剂，但是事前志愿者被告知这是一种新型药物，可能有很多副作用。其中一位志愿者也许是抑郁过度，决定拿这种新型的有"强烈副作用"的药物自杀。她一气吞下去26片。尽管实际上她吃下去的不过是一小把玉米粉，但是她的血压严重下降，差点丧命。

语言的力量

反安慰剂效应和安慰剂效应一样，医生的暗示和语言的影响巨大。一个临床试验中，一群前列腺肥大的病人被给予了常用的非那雄胺。一半病人被医生事前告知这个药会引起勃起障碍，另一半被告知没有副作用。结果，被告知有副作用的一半病人中，44%出现了勃起障碍，而未被告知的人只有15%。另外一个德国做的实验中，一部分癌症病人被告知接下来要使用的化疗药毒性很强，会出现脱发、皮肤干燥等等。而另一部分病人则被告知接下来使用的是普通药物，副作用很小。结果认为自己接受的是化疗药物的病人真的出现了严重的毒性反应，而另外一组病人则轻很多。此外，颜色鲜艳的药物，比如鲜红的化疗药阿霉素，往往会造成比透明无色的化疗药更大的不良反应，患者的排斥感更强，也是同样的道理。

医生的措辞甚至也能影响反安慰剂效应。美国麻醉师做的一个实验，实验对象是临盆生产的妇女。这些妇女都接受椎管穿刺做麻醉无痛分娩。麻醉师对一部分产妇说："我们现在在给你做局部皮肤麻醉，这个麻醉会麻醉你的痛觉神经，这样我们做腰穿的时候你就不会感觉不适了。"而对另一部分产妇说："你马上会感觉剧烈的针刺疼痛。这是整个麻醉过程中最糟糕的部分。"结果发现，听到后面一句话的产妇在做麻醉时都表现出强烈的痛楚，而听到前面一句话的则好很多。

既然反安慰剂效应这么强，又会对患者带来不利的影响，临床医生就被置于一个尴尬的境地。一方面，医疗伦理准则要求医生尽最大可能告知病人某种治疗或者药物的可能的全部副作用。而另一方面，这种全盘告知又会导致病人出现反安慰剂效应，因而真的出现甚至加重痛苦的不良反应，这与医疗的目的相违。该怎么办？

也许更加斟酌的措辞能起到既不隐瞒又尽量减低反安慰剂效应的作用。通常情况下，医护人员总是会不经意地用负面的暗示或者语言与患者交谈，比如"你最好不要剧烈运动，不然可能会瘫痪"，"这个操作可能会比较难受，你也许会呕吐"。也许，换成"如果你好好休息，你会恢复很快"，"这个操作会对你病情诊断有很大帮助，而且我们会尽量轻柔，减轻不适"，会更好一些。善于避免反安慰剂效应，加强安慰剂效应，也是一个不可缺的技巧。心脏专家、诺奖得主Bernard Lown博士曾经说："语言是一个医生最为强大的工具，但是，语言也是双刃剑，既能缓解病情，也能带来伤害。"

西瓜撒点盐为什么会更甜？

夏日炎炎，西瓜是最好的消暑又可口的水果。估计没有几个人不喜欢的。

然而，听说日本人吃西瓜的时候要先撒点盐。这是真的吗？

是真的。

日本人吃西瓜真的喜欢撒点盐再吃。

为什么呢？好不容易那么甜的西瓜，却要撒上咸咸的盐，岂非跟自己的味觉作对？

解释这个之前，容我先解释一下两个概念：味觉的对比效果和抑制效果。

用一种完全相反味道的味觉添加剂产生对比效果，叫做味觉的对比效果。用一种相近的味道的添加剂减弱另一种味觉叫做味觉的抑制效果。通过这种效果，简单地加盐就能加强或者抑制刺激性的味道。其中，尤以盐为最常用，所以盐也被称为味道强化剂。

味觉的对比效果

甜的，或者辣的，这种味觉强烈的食物，如果同时存在，其中一种就可能增强另外一种味觉的主观感受，这称为味觉的对比效果。吃西瓜之前撒点盐，让口腔舌头先接触到的是咸味，然后再接触到甜味，甜味就会被放大，感觉更加甜，这是典型的味觉的对比效果。

同理，日本人有时会在糖里加点盐，也是起到增强甜味的作用。再比如，在果汁或者米酒里放点盐，也能增强甜味。日本有名的“出汁”，是用多种成分混合成的调味料，几乎家家必备，用的时候也通常加点盐，也是为了让它的味道更加鲜美。日本人爱吃的虾和蟹不撒点盐简直难以下咽，也是同样的道理。日本料理里有个名词“成为隠し塩”，字面的意思就是隐藏的盐，意思是在日本料理中稍稍加点盐，吃的时候吃不出来盐味，但盐分却可以使得料理味道更加强烈。

味觉的抑制效果

酸味和辣味等两种不同的味道同时存在的时候，一种味道起到抑制另一种味道的作用，让它不再那么强烈，叫做味觉的抑制效果。也是日本饮食中常常用到的技术。寿司的米饭都是用醋浸泡后煮出来的，有醋的香味，当然也有醋的酸味。所以寿司的米饭常常会拌一点点盐，这样是为了抑制减弱酸味。这是典型的利用味觉的抑制效果。大家都知道日本人喜欢吃梅。便当的白白米饭上总喜欢摆一颗红红的梅。在日本有一种梅叫盐梅，就是混合了盐的梅。利用盐分的咸味来减弱梅的酸味，同时又用梅的酸味抑制咸味，取得绝妙的平衡，恰到好处的味道才能成为盐梅。再比方在酸菜里加点盐也可以抑制酸味，干梅撒点盐就容易吃得多，都是味觉抑制的例子。

再说个例子。日本人喜爱吃白菜做的腌菜。腌的时间太短，就会因为盐分而感觉很咸，很难吃。腌制长一点，充分发酵之后，有机酸增加，就开始出现酸味。恰到好处的酸味和咸味混合在一起，就会变得很美味。但是腌制时间太长，就会过于酸，变得很难吃。吃过日本糠渍的朋友可能能强烈感受这种咸酸平衡的味道。

日本人饮食中离不开的酱油，也是同样道理。最近因为健康意识增强，市面上有很多减盐酱油。但减盐酱油的盐分也大概有8%—9%。通常的酱油是17%—18%。吃的时候并没有感觉特别咸。但是海水的盐分只有3%，却感觉非常咸。也就是说如果单给含盐10%或者18%的盐水喝，就会觉得咸得无法下咽。可是将盐分高很多的酱油蘸上寿司或者刺身吃，就会感觉酱油甘美可口，反倒是减盐酱油没有味道。这是因为酱油中发酵产生的各种鲜美味道的氨基酸抑制了盐的咸味，从而产生美味可口的口感。日本人几乎每天都喝的味噌汤，盐分含量也高达12%，但是吃的时候也并没有感觉那么咸，也是同样道理。

我们人类常吃的食物中，苦味的很少。因为动物的本能对苦味排斥。但苦瓜和咖啡这两种本是苦味的东西却很受欢迎。如果在苦瓜和咖啡中稍稍加点盐，也可以抑制苦味。当然，加糖更是能抑制苦味。但是在咖啡中加盐的人几乎没有。要不下次试一下？

还有日本人夏天爱吃的有名的甘夏橙。吃过的朋友都知道，又酸又苦。一说就满嘴唾液，酸得很。如果吃的时候加一点点盐，很神奇，酸味和苦味会减弱很多，立刻变得甜起来。下次吃的时候记得试一下。

举了很多例子来说明味觉的对比效果和抑制效果。这都是生理现象。但以我在日本生活多年的经验，日本人之所以喜欢在吃西瓜时候撒点盐，我想还有一个社会原因：贵。

在日本第一次买西瓜的人可能都会被惊倒，实在贵得离谱。这么贵的食物，当然得珍惜，得想尽办法增强西瓜的甜味，而是各种手段，包括撒盐，都想出来且用上了。换了在中国美国这样西瓜便宜得一天吃两个也花不了几块钱的地方，不甜的西瓜扔了就是，再买一个就好，才懒得费劲撒盐增强甜味呢。

外国口音综合征

2010 年，英国 38 岁的 Sarah Colwill 在一次猛烈的偏头痛后失去了知觉。当她在急诊室醒过来后，看着床边的丈夫，张口说话。可是这一张口，把她的丈夫和她自己都吓了一大跳。因为这位从未去过亚洲的土生土长的英国女性口里冒出来的居然是听起来很像是中国人说的蹩脚的英语。二人惊恐万状，以为被鬼魂附体了。

当然，没有鬼魂那回事。她患上了一种极其罕见的病。这种病就叫做外国口音综合征。

外国口音综合征是一种很罕见的疾病，从 1941 年到 2009 年间，全世界只有一共 62 例报道。通常出现在中风之后，但也可以出现在上述的情况，比如头部外伤、偏头痛，以及其他发育性障碍。这些人常常是在一次昏迷后醒来，开始说带浓浓外国语口音的本地语。截至目前为止，有日本人说韩国口音的，有英国人说法国口音的，有美国人说英式口音的，各式各样。

很多人看到这个新闻后，开玩笑说：要哪天我摔一跤，但愿我立刻获得英语口音,英语流利。

很可惜,这个愿望是不可能实现的。因为外国口音综合征是因为大脑内语言计划和协调性处理技能被打乱造成的。所以尽管媒体喜欢用“中国口音”、“英格兰口音”等等作为标题,但其实外国口音综合征患者是不会获得某特定地区的口音的,也就是说,只是发音变得奇怪而已,所以看过 BBC 新闻专访 Sarah Colwill 的中国人都会对这个所谓中国人口音不赞同。既然不会获得特定地区口音,突然外语变得流利就更是美好的梦想了,是不会出现的。目前为止,从没有发现一个外国口音综合征患者脑部受伤后出现外语能力提高的。倒是有外国口音综合征患者的孩子或者兄弟姐妹因为日夜相处跟着这个奇怪的口音说起了外国口音。

第一次描述外国口音综合征的是 1907 年法国的神经科医生 Pierre Marie。1947 年,神经学家 Monrad-Krohn 第一次在学术杂志描述了这种现象,是最为有名的病例报道,从此将此种现象命名为外国语口音综合征。这个论文发表之后,引起了社会和学界的广泛关注。大众对颅脑损伤引发外国语口音综合征这一观点疑惑不解,争论了很长一段时间。即便是现在,神经学讲述语言中枢的章节也只是稍微提及了这个问题,并没有详细讲解。新版的精神疾病诊断和统计手册里干脆就没有收录这个疾病名。所以对于遇此不幸的病患来说,大多数临床医生甚至都没有听说过这个病,更谈不上怎样帮助他们了。

但是,外国口音综合征毫无疑问会给本人和家人带来很多的困惑和生活的不便。最倒霉的要算挪威的女性 Astrid L. 。二战期间,她在一次空袭后头部受伤昏迷。数日后醒来的 Astrid 开始说浓浓的德国口音，以至于周围人以为她是德国纳粹分子，开始对她避而远之。其他的病患也或多或少地受到各种歧视或者误解。

那外国人口音综合征到底是怎么一回事儿呢？

外国语口音综合征最常见的是因为中风导致颅脑损伤或者多发性脑部疾病也会引发，但很少见。大脑内部管理语言和说话的区域，包括左侧脑半球的 Broca 区，动作前和动作皮层，以及基底干的部位，如果碰巧有脑梗塞或者脑出血，损伤了这部分功能，又幸运地没有出现失语，就可能出现这种奇怪的口音改变。但是有两例报道右侧脑半球受伤也出现了外国语口音综合征，而右半侧脑通常认为是管理语言的节律的。

外国语口音综合征典型的表现，就是突然出现奇怪的带着外国人口音的发音。尽管一些神经性疾病，比如失语、构音障碍等，也会出现突然改变的语言障碍，但是外国人口音综合征的病患说话会非常流畅，旁听者不会觉得他或她会有语言障碍。只是听起来很像是一个外国人在说非母语的语言，口音浓重。

最初科研人员为了搞清楚这个突然冒出来的外国口音是真的无法控制，还是仅仅因为这些人故意在病后装出外国口音以获得同情和关注，或者干脆就是假装新的身份，他们跟踪数周，隔三差五让他们录下同一段话，或者录下他们说一些有相似发音的不同的段落。真的有外国口音综合征的人会有很连贯不变的发音模式，比如重音的部位，言语的抑扬顿挫，都会有固定的模式。而模仿的人则几乎一定会出现前后不连贯。所以，他们才确定外国口音综合征是一个生理问题，而不是心理问题。

因为外国口音综合征不会对患者的生活带来太大的困扰，所以目前为止几乎没有什么有效地矫正措施。有些患上这个病的人，根本就没打算矫正，反而很高兴到处炫耀自己的新口音，毕竟，有个外语口音不是什么影响生活的大事儿。像美国奥尔良的 Karen Butler，她突然有了英国爱尔兰口音，所到之处，人们更愿意跟她攀谈，导致她的性格转型，更加愿意参加社交，而且每次都是很好的话题。当问如果可能愿不愿意矫正口音时，她满脸幸福地说：No。

要想完全矫正口音，需要脑神经医生对大脑损伤部位采取针对性的措施，也需要语言专家指导训练纠正发音。有一部分人几个月后渐渐就自行恢复原来口音了，但是很大一部分人可能终身就带着这种奇怪的口音，经过语言康复训练也只能部分纠正过来。但既然不会对生活带来太大的不便，最好的办法也许就像 Karen Butler 那样，既来之则安之，就当是学习了一门新的语言吧。

衰老的秘密

一项匪夷所思的临床试验

2014年10月，美国加利福尼亚州的斯坦福大学将要进行一项前所未有的临床试验。这个临床试验听起来很另类，或者说很古怪。实验对象是患有阿尔茨海默症，也就是俗称老年痴呆症的老人。实验方法是抽取年轻人的血，提取血浆后输给这些老人。试验的目的是看通过输入年轻人的血，这些老人的认知障碍是否可以缓解，甚至能部分恢复。

这个听起来很像是鬼怪电影里的吸血故事。实际上这个实验的主持人 Tony Wyss-Coray 博士说他每到一处做关于此计划的演讲，都会引来听众“吸血鬼”的惊呼。

但实际上，这个不可思议的临床试验可不是电影，而是真的正在进行中的严肃科研课题。这个看似荒谬的实验背后是坚实的科研证据作为支持。之前斯坦福大学和哈佛大学的动物实验显示，通过输入年轻小鼠的血液，部分老年小鼠的认知能力和多个器官的健康状况都得到了改善。甚至这些输入年轻血液的老年小鼠看起来更年轻一些了。如果这个“返老还童”的现象能够在人体实验中再现，可以预计将会引起药品和美容业界巨大的革命性的变革。

返老还童

长生不老一直是人类不绝的追求，返老还童更是虚幻的传说。但其实，用新鲜血液置换让老年动物返老还童这个想法不是最近才有的。有科学论文记载的可以追溯到1956年纽约州的康奈尔大学的Clive McCay博士的实验。1956年2月，MaCay博士在纽约医学院公报上发表了一篇文章，题目叫“实验性地延长寿命”。他将同一家族同血型的90天和300天的大鼠的血管吻合连接在一起，两只大鼠共用血液循环，这种状态叫做异种同生。结果发现老年大鼠的关节软骨很快变得年轻了许多，似乎逆转了老化。

但到底为什么会这样，一直没有答案。直到最近几年陆陆续续有一些研究开始解明这个现象背后的机制。

2005年，斯坦福大学医学院神经系的Thomas Rando教授所率小组在著名的科学杂志《自然》上发表了他们的发现，惊动了整个再生和老年医学界。他们将年幼和年迈的大鼠通过血管吻合连接而匹配在一起。一段时间之后，连接的大鼠就开始共用一套循环系统了，成为异种同生的模型。5周后，他们惊讶的发现年老大鼠的肝脏和骨骼肌的干细胞回到了与年龄不合的更加年轻的状态。老年大鼠甚至表现出跟年轻幼鼠几乎相同的修复肌肉损伤的能力。夸张地说，就是老年大鼠部分返老还童了。

然而，不幸的是，被强行连接的年轻的大鼠接受了老年鼠的血液循环，出现了提前衰老。这些年轻大鼠的肌肉修复能力出现了与年龄不符的减退。似乎年轻大鼠和年迈大鼠出现了让人惊奇的年龄中和。

看到这里，你是不是想起了电影中的吸血鬼？

当然，科学研究不能是一家之言，还得别的独立的团队重复再现才行。这篇文章发表后，引起了再生医学和老年医学界的广泛关注。很多团队开始着手相似的实验。

长生的秘密

2013 年，哈佛大学的 Amy Wagers 教授的团队做了一个相似的实验。他们将一只只有两个月大的小鼠和一只患有心肌肥大的 23 个月龄的老年小鼠通过血管吻合连接在一起，开始共享血液循环。让人惊讶的是，连接后仅仅过了 4 周，老年小鼠的心肌肥大迅速得到了改善，心肌细胞几乎恢复到那只年轻小鼠的同样大小。更加让人欢欣鼓舞的是，这只年轻小鼠没有受到任何负面影响，健康生长。这篇论文发表在最顶级生物杂志《细胞》上。

但是有没有可能是因为血管相连之后，老年小鼠的高血压得到了缓解，因此心肌的压力减少，从而导致心肌恢复呢？在经过一系列实验排除了因为血压改变而造成心肌恢复的可能之后，他们在小鼠的血液中找到了答案。血液中的一种蛋白，称为生长分化因子 11（GDF11），被认为是起到关键作用的物质。这个因子随着年龄增长而下降。为了测试这个假说，他们给患有心肌肥大的老年小鼠连续注射了 30 天这个蛋白。同时，用另外一组同年龄同样心肌肥大的小鼠作为对照，只注射生理盐水。结果在试验结束时，几乎所有注射

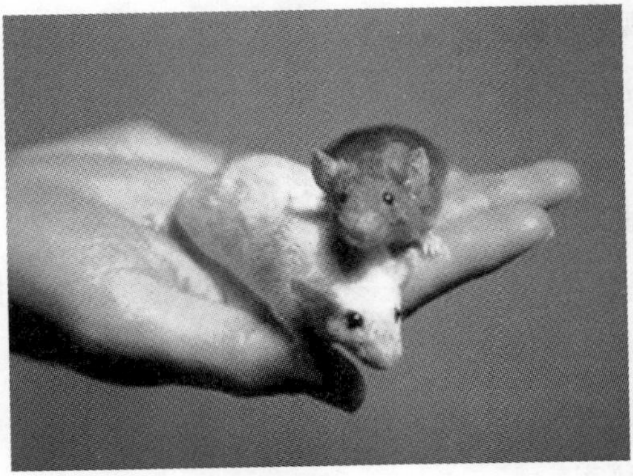

了 GDF11 的老年小鼠的心肌都出现了远超对照组的心肌恢复，心脏尺寸明显减小。解剖发现心肌细胞也明显缩小了。

这两项实验都证实了动物器官老化有着惊人的伸缩性。但显然，衰老是个无比复杂的生理过程，不可能仅仅是这一个蛋白的功能。其他的器官的衰老也许是受其他因子的操纵。抗衰老也许需要不仅仅抑制衰老因子，也需要同时提高维持年轻的因子，二者缺一不可。

一年后，这个哈佛的团队又在著名的《自然医学》杂志上发表了一份进展论文。他们发现，给老年小鼠持续注射 GDF11 一段时间后，老年小鼠的大脑中的新生血管数和干细胞数都出现了增长，显示出年轻化，提示着小鼠的大脑功能得到了改善。

同一时期，加州的斯坦福大学的 Tony Wyss-Coray 团队也做了相似的实验。他们采取了更加简单可行的办法，直接采集年轻小鼠的血液，输给年老的小鼠。5 周后，他们发现这些接受了年轻血液的老年鼠的大脑出现了显著改变，虽然没有异体共生实验中取得的效果明显，但新鲜血液部分逆转了已经出现老化的大脑，从分子结构、功能和认知层面都出现了明显年轻化。老年小鼠的学习能力、环境适应能力，以及记忆力都出现了改善，体力甚至也出现了部分提高。这个研究发表在2014年2月刊的《自然医学》杂志上。

不论是小鼠还是人类，现在都已经发现，随着年龄的增长，血液中的GDF11慢慢下降。到底为什么会下降现在还不知道。但是已知的是这个蛋白质跟多项控制生长的生理信号通路有关。同时又发现这个蛋白可以通过控制另外的蛋白质控制和影响大脑的老化和长期的记忆力。

翘首以待

这一系列鼓舞人心也匪夷所思的动物实验结果的发表，自然而然指向了下一步的目标：这些动物实验结果能够在人体再现吗？提高GDF11蛋白的含量能否出现在小鼠实验观察到的返老还童？

斯坦福的Wyss-Coray对此信心十足。因为他们近期做的实验就是抽取年轻人的血液，提取血浆后，注射给年老的小鼠。初步试验的结果发现年轻人类的血液在小鼠身上取得了同样的效果。而且这个年轻人的血浆几乎影响了老年鼠的所有器官。

实验做到这一步，已经不能停止在这里了。

人体实验势在必行。通常，在美国要进行人体蛋白注射的实验，需要经过美国FDA的严格的监管和审批，费时而且花费巨大。但输血或者输血浆却是临床上每天必做的太普通太常见的治疗措施了，输血的安全性已经经百来年的证明，所以这次的实验不需要经过FDA审批就可以开始了。

有趣的是，这项实验一经披露，实验主持人 Wyss-Coray 博士就在媒体上警告公众，不要自行在家里换血。因为输血是需要在医院采样配型，筛查疾病，而且这个实验只输血浆，而不是全血。另外，他也警告说，像电影中那样喝血是没有用的，虽然没有人做这种实验，但是喝下去的血液经过胃肠的处理，蛋白质会被消化分解，是起不到作用的。

这次的实验召集 30 岁以下的年轻志愿者，抽取他们的血液后，剔除血细胞，然后将剩下的血浆注射给同血型经过配型合格后的老年阿尔茨海默症的患者。因为有动物实验强有力的数据支持，斯坦福的团队对此信心十足。Wyss-Coray 博士乐观地期待能看到这些病人的症状能迅速出现改善。当然，这还是试验阶段的初期，还不敢保证就一定会出现预期的改善，需要短期和长期仔细的评估和追踪。患者的症状改善也许只是短暂的，临时的，但即便如此，也可以认为是鼓舞人心的。因为这意味着这个方向是正确的，沿着这个研究思路走下去，也许真的有一天返老还童不只是传说，而是可以实现的现实。

科学，正在各个医学领域进行着日新月异的突飞猛进，许许多多曾经的传说也许要不了多久，就会成为司空见惯的平常事。且让我们翘首以待。

关于爱情

爱情，总是美丽而浪漫的，自古文人墨客为爱情写下无数不朽篇章。但是，爱情到底是什么呢？且看心理学研究怎么说。

1. 爱上一个人只需要 1/5 秒。

2010 年发表在性医学杂志上的研究显示，当你看见一个你钟情的人，大脑内产生欣快感的化学反应立刻开始，这个过程只需要 1/5 秒。而大脑扫描结果显示，当一个人感觉爱意时，大脑内有 12 个区域开始活动。当你看着或者只是想着你爱的那个人，这些区域开始分泌一群神经传导因子，遍布大脑，包括多巴胺，血管紧张素，肾上腺素，催产素等等。这些反应跟你接受一小剂可卡因注射的大脑反应一样。爱情真的是毒药啊。

2. 爱和性真的能分开吗？

2012 年发表在性医学杂志上的另一个大规模分析研究，试图找出爱情和性欲望间的神经传导区域的不同，结果发现，这两者既重叠又有区别。爱意和性欲望在大脑内激活的网络和通路惊人的相似，主要集中在感情，激动，以及更高层的思维区域。作者认为，性欲望并不仅仅是人类的基本动物本能，而是牵涉到目标达成的欲望，以及更高层次的思维活动。爱是建立在这些思维活动基础之上，但是又高于性欲望。当有爱情产生，纹状体被激活，而性欲是没有激活纹状体的。纹状体是平衡大脑的低级和高级功能的区域。所以，爱情是高于性欲的。

3. 接吻真的有益。

2013 年发表在人类天性(human nature)杂志上的两个研究都发现，接吻不仅仅是为了产生性兴奋，也真的有助于我们选择爱人和维持长久的亲密关系。研究发现，男女都将接吻视为是否会与新的伴侣融洽相处的非常重要的指针。但接吻不仅仅对于开始一段新的爱情至关重要，对于维持爱情或者婚姻也非常重要。这两个研究都发现长期伴侣间接吻的次数与婚姻质量成正相关。而这个跟性爱的次数没有正相关关系。所以，接吻比性爱对于维护关系更加重要。

4. 夫妻真的会越长越像。

1987 年的一个大型研究发现，夫妻相处 25 年之后，脸会越来越像。他们让 110 名参与者看新婚夫妇的照片，然后看 25 年后的照片，判断脸部相似度。这个研究排除一切可能的干扰因素，比如只让看脸，遮住头发身体。结果发现生活了 25 年后的夫妻脸部的确越来越像。可能的原因是相同的饮食结构，居住环境，性格融合接近，加上长期相处产生的移情效果。

5. 远距离恋爱也是可以维持的。

大家总是觉得远距离恋爱长不了。但2013年的交流杂志发表的一个研究显示，远距离恋爱也是可以保持热情和爱意的。研究发现，远距离恋爱的情侣反而可能更加信任对方，甚至比日日相处的情侣更感觉亲密。两个因素决定了成败：①告诉对方更多的个人的亲密的事情，②是否对对方保持"距离产生美"的完美想象。做到这两点，这些远距离恋爱的情侣也可以做到朝夕相处的情侣一样程度的满意和稳定感。

6. 4件事情会毁了爱情。

美国心理学教授John Gottman的研究追踪情侣十数年，试图找出维持美好婚姻的要素。他发现4件事情会很快毁掉婚姻。一旦情侣频繁发生这四件交流问题，通常6年之后会以离婚告终。①频繁批评对方。特别是伤人至深的批评对方的本质，比如人格或者性格。比如"你又迟到，因为你根本不关心我"，这会导致对方觉得自己在本质上不够好而受到伤害。②蔑视。当情侣间开始互相蔑视对方，分手就不远了。蔑视包括讽刺挖苦，直呼其名，翻白眼，等等。③过于自我防护。一个人如果总是为自己的错找借口，或者甚至老是将错误推到对方头上，分手也不远了。毕竟一个婚姻是长期伙伴的关系，希望在漫长一生中互相支持对方。生活本就不易，如果老是在家里也被攻击，婚姻就不可能长远了。④冷战。当你关上心门，切断交流，将自己置于墙后，打冷战。这样的结果只能是关系愈来愈坏，最后导致分手。

7. 现代婚姻更加强调自我满足和自我实现。

2013年的研究显示，现代婚姻与过去的婚姻不再相同了。过去的婚姻通常是提供安全感和稳定性的关系，现代婚姻中的人们则更多地期待婚姻带来的自我实现和自我满足的一种稳定关系。该研究发现，很多夫妇并没有投入足够的时间和努力来达到这种期望。作者说：如果你希望自己的婚姻能帮助你实现自我和个人成长，你就需要投入足够的时间和精力来维持婚姻。如果你知道时间和精力不够，那么最好调正自己的期待，降低失望的标准。

8. 一些简单的举动可能就能拯救婚姻。

如果关系开始冷淡或者恶化，也许不要急着去找婚姻咨询师，一些简单的举动也许就能让婚姻阴转晴。比如：一起看一场电影。2013 年发表在美国心理学杂志的一个研究发现，经过 3 年的追踪，发现如果情侣或者夫妇一起去看一场浪漫的电影，且在观后讨论，离婚率被降低了一半以上。作者说：研究结果显示，夫妇通常都知道婚姻中自己或对方哪些做得不对哪些做得对。你不需要告诉夫妻这个那个婚姻技巧，你只需要让对方思考自己的最近的所作所为。他们追踪 3 年，发现夫妻一起看 5 场电影能降低离婚率一半以上。所以，有时间一起去趟电影院吧。

9. 离婚也不意味着从此陌路。

1983 年的研究显示，即便离婚了，如果有孩子，通常会出现 5 种情况。头三种通常就算不错的离婚了，对孩子也有利。这 5 种是：①一方（通常是父亲）完全消失。②再见亦是朋友。离婚后两人仍是好朋友。③合作关系。虽然离婚了，但是对于抚养孩子，仍保持合作关系。④愤怒持续。离婚了仍然互相指责，甚至谩骂。⑤从此仇敌，这样的关系对孩子伤害最大。

10. 细节非常重要。

在这个高度商品化的社会，很多人觉得爱情也是能用金钱买来的。但是也得记住细节往往决定了一段关系的好坏。比如早上替你的他或者她冲杯可口的咖啡，告诉她今天很美，或者只是洗碗时帮助擦擦，都可能比一束鲜花或者一个首饰对于婚姻更加有益。

为什么看阳光会打喷嚏？

从黑暗的房间出来，迎面是灿烂的阳光，心情顿时大悦，伸伸腰，抬头看看太阳，准备抒发一下感情。忽然，鼻子开始觉得瘙痒难耐，你开始深呼吸，张大嘴巴，终于，一个痛快淋漓的喷嚏打了出来。

你遇到过这种情况吗？

有三分之一的人会回答：有。

这种阳光激发的喷嚏叫做 photic sneeze reflex（光喷嚏反射）。还有一个更加正规的医学名字，叫做 ACHOO（autosomal dominant compelling helio-ophthalmic outburst syndrome，体细胞显性遗传性强迫性日光视神经喷发综合征）。好长的名字。看见了吧，还是遗传的。

那为什么有那么多的人会有这种反射呢？怎么解释呢？

其实，这个问题困扰了人类几千年。

伟大的亚里士多德在 *The Book of Problems* 里面就描述了这个问题。他问："为什么阳光会让我打喷嚏？"看来伟大的亚里士多德也是属于那 1/3 的。他猜测可能是阳光照射让鼻尖发热,导致了喷嚏。

大约 2000 年后,17 世纪早期的英国哲学家弗兰西斯·培根读了伟大的亚里士多德的这本书,开始思考(哲学家就是爱思考)。但难得的是,培根不光思考,还开始了做实验。他的实验很简单,从黑暗的房间出来,他闭着眼睛。眼睛闭不闭,鼻尖都受热啊。如果是因为鼻尖受热导致喷嚏,那闭上眼睛也应该会打喷嚏才是。结果不用看也知道,没有喷嚏发生。这个简单的实验轻松地否定了伟大的亚里士多德的猜想。而且,通常我们是刚出门的一瞬间就打喷嚏的,鼻尖不可能那么快就变热的。那到底为什么呢?哲学家弗兰西斯·培根当然是无法解答的。他猜想是刺眼的阳光导致眼睛流泪,眼泪经鼻泪管流进鼻腔,刺激鼻子打喷嚏。

听起来很有道理。人们从此相信了这种说法。到了 19 世纪现代医学、各种生理测试手段和工具的飞速进步,很快就推翻了这种说法。因为一测试,就发现,从看见阳光到打出喷嚏这个时间间隔太短,喷嚏反射来得太快。等眼睛流泪,再从狭窄的鼻泪管流进鼻腔,黄花菜都凉了,哪里等得到打喷嚏啊。

那到底怎么能解释呢?

神经学的知识起作用了。现在大多数主流神经学家都同意是因为大脑内的神经信号交叉导致了这个反射。

具体怎么回事呢?

我们的喷嚏首先是鼻腔黏膜感受了异物的刺激,大脑命令鼻子将这个异物排出去,不要让它在鼻腔停留。鼻黏膜于是将这个感觉信号经过三叉神经传递给大脑。这个三叉神经有三个分支，是十二对颅神经的第 5 支，负责收集脸部鼻部口腔的感觉，同时也管肌肉运动控制，也就负责了鼻腔的喷嚏这个反射。偏巧在三叉神经回到大脑的路上，有一支神经和它交叉。这个交叉的神经就是视神经，就是管我们视觉的神经，属颅神经的第二支。视神经管眼睛，当然就是会受光线刺激，发射信号。当阳光射入眼睛，视神经受激动，传递电神经信号回大脑，这个电神经信号就像个火车，一路沿着视神经前进。到了跟三叉神经交叉点的时候，发出的电可就没法不让三叉神经接受一点了。三叉神经傻乎乎接收到错误的电讯号，也传回了大脑。大脑不管这个讯号从哪里来的，一看有信号了，那肯定是鼻腔黏膜受到异物刺激了，把他们赶出去！于是，大脑指挥胸腔、肺、口咽、鼻腔所有的肌肉，开始深呼吸，然后一个猛烈地出气，这就是喷嚏了。

这样说来，看太阳打喷嚏还是一个美丽的错误。

那这种假说有实验证实了吗？

显而易见，看太阳打喷嚏除开偶尔让你尴尬外，既不伤害身体，也不导致疾病，也就没有人愿意投资去研究它了。所以，关于这个的研究很少。

很少但也不是没有。

1960 年代，一些研究统计了有这种反射的人群比例，发现根据人群不同，大约有 10％—35％的人有这种反射。而且，这还是体细胞显性遗传的，也就是说这种遗传跟性别没有关系，所以不管父母是谁，只要有一个有这种反射的，他们的孩子不论男女，会有一半会有这种反射。

搜索医学文献数据库 pubmed，一共找到16篇研究论文，其中大多数是综述，只有极少数是独立研究。

因为有些特殊行业需要研究这个。比如1993年发表在军事医学杂志上的文章，题目就叫作“阳光喷嚏反射对于战斗机飞行员是个危险因素”。这个太好理解了。他们反复测试哪种波长的光会引起喷嚏，或者哪种护目镜有抑制作用。结果发现，喷嚏与否跟波长没有关系，只跟光线强度的变化有关。但是戴太阳镜有助于减低这种喷嚏的发生。所以战机飞行员戴护目镜不只是要酷哦。

还有一个是麻醉师做的研究。可以想象一下，麻醉师在做腰椎穿刺时，如果突然光线变化导致病人无法抑制的喷嚏发生，可是会出大事儿的。他们建议不要改变手术室的光线强度，避免因此而来的喷嚏反射。

再有就是神经学家觉得研究阳光喷嚏反射也许会提供一些线索，来解释脑电生理讯号紊乱导致的疾病，比如偏头痛、癫痫。加州大学三番校的 Louis Ptácek 就是做这个的神经学家。他的理由是癫痫患者很多时候会因为强光刺激而发作，另外偏头痛的患者也多数畏光。可惜目前为止，没有得出什么可靠的结论。

那怎么从生物进化角度解释人类为何有这种反射存在呢？而且是显性遗传？

实验发现，光喷嚏反射不只是人类有，很多嗅觉灵敏的动物也有。这些动物通常需要依赖发达的嗅觉觅食和躲避天敌，所以鼻子对于它们非常重要。保持鼻腔的清洁或者通畅就尤为重要了。对于人类来说，也许也是有进化益处的。出现光反射喷嚏时，与猫狗这些动物主要是通过鼻腔打喷嚏不同，人类主要是使用嘴巴打喷嚏，这就是为什么吃饭时打一个喷嚏就会很尴尬。婴儿呼吸主要通过鼻子。新生儿没有办法像大人一样擤鼻子排除鼻腔的异物或者鼻涕，所以最好最自然的方法就是打个喷嚏，而这通常通过阳光照射形成光喷嚏反射完成。所以，虽然开车突然从隧道出来，如果这时候打一个喷嚏，没准会造成车祸，但对于人类来说，也许只是进化过程留下来的小小残留。

我们为什么会打哈欠？

你紧张地站在台上，口若悬河地讲着精心准备的讲稿，忽然瞥一眼台下，看到好几个人正张开大嘴，哈欠连天。你心中恼怒：这帮家伙，觉得我的演讲很无趣很沉闷吗？

或是温暖室内，一家人围坐在壁炉旁，聊着家长里短，一个人开始打哈欠，很快几个人都先后开始了哈欠。

这些情形你都见过吗？

司空见惯。

那可曾经有过一瞬，在你脑子里，你想过：为什么我们会打哈欠呢？

是啊，为什么我们劳累、疲倦、沉闷或是清晨醒来时，总会打上几个哈欠呢？为什么哈欠还会传染呢？

很遗憾，尽管哈欠是如此平常如此基本的一个生理现象，到目前为止，医学生物学界都没有一个定论解释我们为什么会打哈欠。主要原因是，因为哈欠既非疾病，也不影响生活，所以科学界缺乏研究它的动力。

但是近几年，各种对哈欠的研究开始增多，渐渐有形成共识的趋势。所以让我来介绍一下目前为止我们了解的为什么我们会打哈欠。

早期科学家对哈欠原因的假说认为，哈欠可以瞬间吸入大量空气，提高血压、心率和血中氧的浓度，而这会造成我们身体警觉度和动作能力，让我们从困乏和沉闷中清醒过来。但很快，试验否定了这个假说。因为实验发现哈欠并不会提高血氧浓度。

另一种假说接踵而至。哈欠被认为可能能提高大脑活动度，从而提高警觉，清醒思维。但 2010 年的一项研究再次否定了这个假说。

2007 年开始，一种叫做高温假说的观点开始受到各方赞同。这种假说认为哈欠是为了降低大脑的温度。当困倦疲劳的时候，大脑因为长时间运转，温度会轻微上升。而哈欠通过以下三个方式来降低脑温：1. 哈欠时候张大嘴巴深深吸气的动作会导致颈静脉血流大增，大脑内产生的热通过静脉血带出大脑；2. 哈欠时鼻窦扩张，冷空气进入鼻窦，而鼻窦与大脑只隔一层薄薄的骨片，因此可以直接降温；3. 口腔上面的上颌窦在哈欠时会被弹性拉伸扩大，也能直接降温。这种假说认为睡前和刚起床及无聊时易哈欠是因为脑温最高。

为了证实这个假说，研究人员让两组志愿者，分别将温毛巾和冷毛巾放在额头，同时观看哈欠的录像，结果发现，用冷毛巾的一组志愿者哈欠频率明显下降。另外一组研究人员用老鼠作了个实验。他们发现老鼠在哈欠之前的时刻，大脑温度明显上升，而哈欠后脑温下降。同时他们发现，人们在相对较冷的空气中更容易打哈欠（是的，似乎跟我们的经验相反），他们的解释是凉空气能更好地降低大脑温度。

那怎样解释哈欠会传染呢？

一群人坐在会议室开会，一个人开始打哈欠，你不想被老板认为是对会议内容不感兴趣或者觉得沉闷，试图努力不打哈欠，可是就是抑制不住。你遇到过这种情形吗？

解释哈欠的传染之前先来了解几个事实。

几乎所有脊柱动物都会打哈欠。但只有人类、大猩猩、狗等少数几种动物有传染性的哈欠。

人类的胎儿从11周开始就在妈妈肚子里打哈欠。但4岁以前的儿童是不被传染哈欠的。大约4岁左右，孩子才开始会被周围人的哈欠所传染。

大约40%—60%的成人看见别人哈欠时会跟着打哈欠。

越亲密的人越容易传染哈欠。

为什么呢？

前面说了，哈欠极可能是用来降低脑温的。哈欠不是慵懒的表现，相反，降脑温是为提高警觉和清醒思维。一个人哈欠，这个信息被亲近的人接受，产生的动物本能反应是“我的亲人警觉了，我也该这样”。这就叫移情（empathy）。移情被认为是哈欠传染的原因。越亲密的人越容易传染哈欠。

比起正常的孩子，自闭症的孩子几乎不会被周围人的哈欠所传染。自闭症越严重，这种趋势越明显。

2007 年，伦敦大学和东大一起做了一个实验，让 24 个自闭症患儿和 25 个健康孩子一起看打哈欠的录像。健康孩子传染哈欠的频率是自闭症孩子的 2.8 倍，而看对照的录像（只动嘴）的录像就没有差别。提示哈欠传染是由于移情所致。自闭症孩子缺乏移情的能力。

2010 年，美国康涅狄格州立大学的生理学博士 Molly Helt 在飞机上试图叫她患有自闭症的孩子打哈欠以清除耳朵的不快。可是无论怎么努力打哈欠试图感染儿子，她的儿子就是不为所动。于是 Molly 设计了一个试验，她找来 120 名 1—6 岁的孩子，包括 28 名自闭症的孩子，给他们讲故事的时候故意频繁打哈欠。结果发现，4 岁以下的孩子几乎不会被传染哈欠，而 4 岁以上的孩子明显被带动了，哈欠连天。自闭症的孩子却不被传染。因此她们得出结论：哈欠传染可能是人类模仿和感情传递的原始手段。

移情是我们人类潜藏的原始本能。哈欠传染则可能是人类促进人群紧密关系的一种分享感情的手段，能帮助原始人类在茫茫野外生存时候舒缓紧张压力，传递安详情绪的本能。

我们为何会叹气？

经过一天繁忙的工作，华灯初上的归途中，看着窗外行色匆匆的人流，想起明天还要面对的繁重的工作，你情不自禁地深吸一口气，然后迅速地吐了出来，立刻觉得似乎轻松了不少。这个简单到自己都不轻易觉察的动作，我们知道，叫作叹气。

我们郁闷心烦时候会叹气。焦虑不安的时候也会叹气。在会议室坐上几个小时听着领导喋喋不休的讲话也会叹气。或者费力解释半天对方却还是一脸茫然时我们也会叹气。

那我们为什么会叹气呢？其生理基础是什么呢？

叹气是在我们感觉压力时帮助我们调整呼吸吗？或者只是我们潜意识地向周围人表达郁闷或者沮丧的一种方式？或者只是一种心理上释放情绪的表达？

很遗憾，也可能让你觉得不可思议，现代医学尽管日新月异，对于我们为什么会叹气却是没有明确答案的。

有没有可能这三种兼而有之呢？

近几年的研究开始为解开这个谜提供了线索。

先来看看一个研究。

2008年挪威奥斯陆大学的研究人员做了一系列实验，试图揭开叹气的谜团。第一步，他们给了参与者问卷调查。问题包括：你叹气的时候情绪如何？是积极的，还是消极的？通常你叹气的频率如何？叹气通常是独处时，还是周围有人的时候？结果不出所料，绝大多数人回答都将叹气与负面情绪联系在一起，比如失望、沮丧、心烦、郁闷，或者思念。而且绝大多数人回答他们叹气的频率在独处或者人前是同等的，意味着叹气可能不是一种无意识表达情绪的交流方式。

接下来，研究人员请参与者想想四个场景。第一个是在餐厅很多人相聚的时候其中一人忽然叹了一口气；第二个是公园长椅上你身边人忽然叹了一口气；第三个是看着某人拆开一封信看了看然后叹了一口气；第四个是你的朋友在电话另一端忽然叹了一口气。然后让参与者写出他们对这几种不同情形下的叹气的感受，另外请他们比较一下同样的场景如果是自己叹气和看见别人叹气有什么心理感受的不同。结果也不意外。绝大多数人认为所见的叹气都与负面情绪有关。但是有意思的是，绝大多数参与者认为看见别人叹气会觉得是悲伤的表现，但同样情形下自己的叹气却只是由于沮丧。

最后，参与者被要求试图拼两个拼图。一个是非常难但是可以完成的真拼图。另一个是看起来容易实际不可能拼出来的假拼图。他们被告知时间不限，并且随时可以放弃。研究人员在另一间房间观察他们，并记录叹气的次数。结果发现，77%的参与者都有叹气，平均一人叹气4次。绝大多数叹气出现在两次不成功的尝试之间的间歇期。当被问感觉如何时，绝大多数人表达了沮丧的情绪。有趣的是几乎所有人都否定了自己有叹气，即使研究人员告诉他们亲眼所见。

据此，他们认为，叹气是一种对沮丧和失望的情绪的表达方式。但是每个人叹气的原因不一，表达的情绪也不一。

这个实验只是回答了什么时候我们会叹气，这个我们都知道，却没有回答为什么我们会叹气这个问题。

2010年比利时一组科学家们提出了一个假说：叹气起到一个对情绪和生理的重启清零的作用。也就是当我们的情绪或者呼吸开始节奏混乱的时候，我们叹口气，就可以重启，回复到规律呼吸，重新开始。

为了证实这个假说，他们找来8位男性和34位女性志愿者，穿上附带有能记录呼吸心跳和血中二氧化碳浓度感受器的衣服。让所有参与者静坐房间20分钟。研究人员记录每个人叹气前和叹气后1分钟的呼吸心跳节奏和频率。结果发现，所有人在叹气前后的呼吸动态发生了很大的变化。叹气之前所有人的呼吸节奏都开始出现不规律的混乱，直至定点。这个时候就会不自觉地叹气，扩开没有扩张的肺泡。叹气之后的短时间，呼吸频率恢复到有节律的均衡状态，直到下一次叹气出现前的混乱状态。呼吸是一个动态的，也是很容易受外界干扰的系统。外界的环境，内心的感受，甚至环境中氧气的浓度，都会对我们的呼吸频率和深度造成影响。所以我们的呼吸就是一个处在规律运转的有节律和不时地混乱动态之间的平衡。这个看似不规律的混乱又是必须的，因为这是人体对千变万化的环境做出的相应调整。所以，当我们感觉沮丧或者忧伤的时候，呼吸变得僵硬单一，肺泡扩张减少，这个时候，我们的大脑呼吸中枢就会指挥胸腔做一次深呼吸，回复呼吸节奏，扩张肺泡。这个动作可以给我们带来暂时的放松的感觉。

照此理论，给需要使用呼吸机的病患间歇加上几次叹气样的深呼吸，是不是就能让患者感觉更好一些呢？瑞典的 basel 大学的研究人员真的做了这个实验。结果与预料一致。但是另一方面，如果你总是长吁短叹，也就是说叹气过于频繁，由于过度通气，会导致血液中二氧化碳浓度下降，出现碱中毒，可能就会出现头晕眼花、手脚发麻等等症状了。所以，叹气也要适可而止。

叹气同样发生在其他很多哺乳动物身上。2010 年，波兰的研究人员提出了一个问题：如果叹气总是跟负面情绪联系在一起，比如焦虑、生气、憎恨，那么作为社会交流的一种表达方式被保留下来就很奇怪了。为了解释这一点，他们用老鼠做了一个实验。一天之内给这些老鼠尾巴进行 5 次电击，模拟恐惧焦虑的心理。为了让老鼠获得放松的心情，他们给老鼠一些食物，如果吃到了食物，电击就取消。结果他们发现，放松期的老鼠叹气频率是恐惧期的 7.5 倍，达到每小时 180 次。而两次间歇期，即在恐惧刺激或者放松诱导之间的时间，老鼠的叹气频率只有每小时 9 次。他们认为，这个实验清晰地说明了在社交动物中，叹气起到的是一个向周围同类表达安全的信号。

所以，就目前所知，叹气在于我们人类，就如同计算机的重启键，一次重启之后，乱七八糟的心情和呼吸节奏就得到重新设定，回复到规律状态。

所以，心情郁闷，或者失望焦虑时，叹叹气吧。于身心有益。

但是别长吁短叹。那会碱中毒的。

居家旅行必备常识

乙肝疫苗怎么打？

乙肝，恐怕是传染病中普通人最常听到的也是最熟悉的一个。据最新的统计，全球目前大概有20亿人在一生中的某个阶段感染有乙肝，3亿5千万人有慢性感染，最终成为病毒携带者。乙肝病毒是急性和慢性肝炎的主要病原之一，也是肝硬化的主要原因。大约有80%的肝癌是由乙肝病毒引起。世界卫生组织估计全球每年有78万人死于因乙肝病毒引起的急性和慢性肝病。

乙肝病毒不同于其他很多病毒，人类是乙肝病毒的唯一已知的宿主，自然界中动物感染乙肝病毒的目前还没有发现。而且乙肝病毒可以在环境中长时间存活，有研究证实乙肝病毒存活于环境表面达7天之久仍然保有感染性。

尽管绝大多数乙肝急性感染会完全恢复，但少部分的急性感染者会转变成慢性，年龄越小可能性越高，比如母婴传播导致的婴儿感染的乙肝90%会转变成慢性。1岁到5岁的孩子染上急性乙肝，大约有30%—50%的转变成慢性。成人则下降到5%。同时，虽然有些急性感染病人会出现严重的并发症，但绝大多数乙肝导致的严重疾病都是慢性感染导致的。患有慢性乙型肝炎的人，患上肝癌的比例是非感染者的 12 到 300 倍。

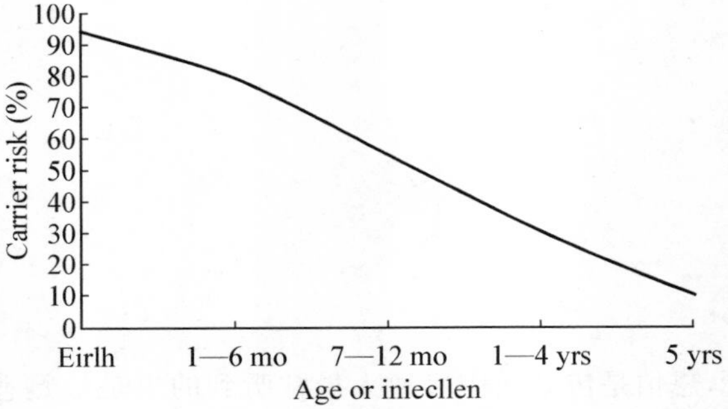

虽然乙肝如此普遍，预后也不好，但很遗憾，现在没有很有效的特殊治疗手段。治疗通常只是支持性质的。干扰素虽然是目前为止被认为治疗慢性肝炎的最为有效的药物，有效概率也只有 25％到 50％。

乙肝病毒通过体液传播，也就是通过人体的黏膜或者血液传染。感染者体内乙肝病毒浓度最高的是血液。唾液和精液中病毒很少。但是如果被乙肝感染期的人咬了，唾液中的乙肝病毒也是可以传播的。但接吻传播的可能性很低，除非正好口腔黏膜有破损。医护人员如果凑巧手上沾染了含有乙肝病毒的血浆或血液，接下来给其他病人进行需要接触黏膜的操作，比如口腔操作、肛门指检等，也是可能传播病毒的。医疗设备上如果没有做有效的消毒处理，正好沾上了含有乙肝病毒的体液，也是可能通过黏膜或破损的皮肤破口直接的接触而传播的。另外就是性行为中的黏膜接触而传播乙肝病毒了。还有比较少见的像共用剃须刀，或者牙刷等。眼泪，汗液，尿液，大便，喷嚏的飞沫通常是不会传播乙肝病毒的。所以普通的饮食起居通常是不会被传染乙肝的，比如一起吃饭，皮肤接触，共居一室。普通人群之间最为容易传播的是性行为，因为性行为时候有体液交换。另外一个重要传播途径就是针扎。比如医院的医护被误扎，或者吸毒者共用注射器。还有就是刺青、穿耳孔、针灸等都是可能的传播途径。少见的比如皮肤划伤、烧伤等等，虽然不多，但也是可能的传播途径之一。

还有一个重要的传播途径就是母婴传播了。生产时通过产道传播的效率非常高。如果一个妈妈的乙肝表面抗原和 e 抗原阳性（表示传染活跃期），如果没有提前注射免疫球蛋白预防，经阴道分娩的孩子感染上乙肝的高达 70%—90%。如果妈妈仅仅是表面抗原阳性，孩子感染到的几率就降低到 10%。而前面讲过，新生儿感染上的乙肝有高达 90%会最终转化成慢性乙肝。

从这里也可以看出，因生活方式和环境的不同，世界各地的乙肝主要传播途径也会有所不同。全球人口的大约 45%生活在乙肝高发区，43%生活在中等发病率的地区，只有 12%的人生活在低发区。

包括中国、东南亚、中东地区，大约有 8%到 15%的人口携带乙肝病毒，大多数来自出生时候母亲的传播，所以慢性肝炎的几率很高。发达国家，比如欧美，感染主要出现在成人，只有 0.1%到 0.5%的人口携带有乙肝病毒。

既然没有特效的药物，一旦感染又很可能转变成慢性的，预防就显得格外重要。

1981年美国开发出了第一个血清来源的乙肝疫苗，1986年开发出新的重组疫苗。这种疫苗是通过基因重组技术获得的，利用酵母菌培育的乙肝疫苗含有大约95%的乙肝表面抗原蛋白，因为疫苗中不含有感染型的病毒DNA或者完整的病毒颗粒，所以乙肝疫苗是不会引起乙肝感染的。通常经过三次肌肉注射乙肝疫苗之后，超过90%的成人，超过95%的少年儿童会产生足够的抗体。但65岁的人就只有大约75%的能产生足够抗体了。所以要趁早。而一旦体内产生了足量抗体，抵抗乙肝感染的效率达到80%到100%，而且持续效率可以达到20年之久。产生了抗体的人群中此后出现慢性乙肝感染的极端少见。所以，有感染风险的人群接种乙肝疫苗非常重要。

那哪些人是推荐接种的人呢？

1. 所有婴儿。

2. 19岁以下没有接种过乙肝疫苗的青少年。

3. 性伴侣有乙肝表面抗原阳性的。

4. 过去6个月有超过一个以上的性伴侣的。

5. 患有其他性传播疾病的。

6. 男性同性恋。

7. 静脉注射吸毒者。

8. 医护人员，工作中有机会接触到人体血液或者含血液的体液的人。

9. 终末期肾病的人，需要做血液透析的。

10. 残疾人设施的人和工作人员。

11. 旅游去乙肝高发区的。

12. 慢性肝病患者。

13. 艾滋病毒感染者。

14. 19 到 59 岁的未接种的糖尿病患者。

15. 其他虽然没有风险因素,但是志愿接种以保护自己的。

那乙肝疫苗怎么打呢?

通常建议乙肝疫苗需要注射三次,通常采取肌肉注射。第一,第二,第三剂通常的时间间隔是 0,1,6 个月。成人和青少年选择手臂的三角肌注射。婴儿或儿童可以选择大腿前外侧肌肉注射。早产儿,如果妈妈是乙肝阳性或者感染情况不明的,还需要在产后 12 小时内注射一次乙肝免疫球蛋白。如果之前有没有接种过自己也不知道了,重新注射三次疫苗是合理的建议。

哪些人不能打乙肝疫苗呢?

1. 对之前乙肝疫苗注射产生了严重过敏反应的。

2. 正患有中度或严重疾病的人,需要等待疾病缓解再接种。但轻微疾病,如上呼吸道感染(俗称感冒)的人是可以接种的。

3. 另外,目前的研究显示,如果已经感染了乙肝,再接种没有发现有益处。

乙肝疫苗接种后会有哪些不良反应呢?

最常见的不良反应是注射部位的疼痛,大概占接种人群的成人的 13%—29%,儿童的 3%—9%。其余比如疲劳乏力、头疼等不特意表现大概出现在 11%—17%的成人,和 0—20%的儿童。发热出现在1%的成人和0.4%—6.4%的儿童。严重的过敏反应非常少见。

疫苗注射后效力持续多长时间呢?

研究显示乙肝疫苗注射后的人体的免疫记忆可以持续至少20年。即便体内的抗体浓度随时间而降低,细胞免疫却可以维持相当长的时间。

孕妇和哺乳期的母亲可以接种吗?

因为乙肝疫苗不包含病毒本身,所以怀孕和哺乳都不是禁忌。而且孕妇如果新感染上乙肝,将会对胎儿造成很不好的影响,所以孕妇如果之前没有接种过,也是可以且鼓励接种疫苗的。

特殊情况

有极少一部分人,在接种三剂疫苗后,检查却没有发现产生保护性的抗体,这样的人大约占5%—15%。严格的乙肝疫苗不反应人群是指接受过两次全套疫苗接种(共6针)后,又排除了已经感染有乙肝的可能,却未能产生足够量的抗体的人。所以这样的人,首先要检测是否已经感染了乙肝。那排除了乙肝感染,却对疫苗不产生期望的反应的人该怎么办呢?

■ 第一轮三针打完了,却没有产生足够量的抗体的人,建议接着完成第二轮三针的疫苗注射,之后再检测是否有抗体产生。有30%—50%的第一轮失败的人第二轮完成后产生了足量抗体。

■ 如果一轮接种后没有产生抗体的人,最近接触了表面抗原阳性的血液或体液,应该接受一针乙肝免疫球蛋白注射,之后尽快开始第二轮三针的疫苗接种。或者接受两次免疫球蛋白注射,一针在接触血液后立刻注射，第二针在一个月后。

■ 如果第一轮失败，第二轮又没有完成的人，建议注射一针免疫球蛋白，之后再重新开始一轮三针的疫苗接种。

■ 如果两轮打完，还是没有产生足量抗体的，建议注射两针免疫球蛋白。

■ 如果两轮结束没有产生抗体，又排除了乙肝感染的人，视为乙肝易感人群，就是比较容易感染乙肝，因为缺乏抗体的保护。建议咨询传染科医生，学习怎样预防乙肝，避免感染。

■ 如果没有产生抗体，但发现乙肝表面抗原阳性的人，应该了解怎样避免传染给他人，咨询医生是否需要接受乙肝的治疗。

幽门螺杆菌如何根除？

幽门螺杆菌是导致胃炎、十二指肠溃疡、胃溃疡，以及胃癌的主要原因之一。幽门螺杆菌也跟胃的一种叫做 MALT 的淋巴瘤密切相关。1984 年澳大利亚的 Barry Marshall 勇敢的以身试病，喝下幽门螺杆菌让自己得上胃炎，也因此在 2005 年获得医学生理学诺贝尔奖。在此之后的 30 年时间，我们对于幽门螺杆菌已经有了很详细很全面的了解了。

幽门螺杆菌是一种螺旋状的杆菌，大约长 3 微米，直径 0.5 微米。亚洲人口，尤其中国人、日本人和韩国人，大概有一半的人胃内会有幽门螺杆菌生存。但是大约多达 85％的人一生都不会出现任何症状，所以也就不知道。长期感染有幽门螺杆菌的人，一生中有 10％—20％的机会会发展成消化性溃疡，而其中 1％—2％的人还有可能发展成胃癌。之所以会出现即便感染也不发病，或者发病也会各不相同，是因为感染的幽门螺杆菌种类亚型，以及个人的体质不同，所导致最终出现的病情也因此出现不同。也正是这个原因，感染了幽门螺杆菌的人也不是都需要吃药除菌的。在幽门螺杆菌感染以及胃癌大国的日本，对于幽门螺杆菌的研究非常详尽和仔细，也因此日本消化协会对于幽门螺杆菌的诊治的标准被公认为业界标准。根据日本消化协会的指导方针，在日本感染了幽门螺杆菌的人，只有在出现了有充分理由怀疑是因为幽门螺杆菌引发的胃溃疡和十二指肠溃疡的，国民医疗保险才认可药物除菌。这是基于这样的研究结果：胃溃疡的大约70%，十二指肠溃疡的大约92%是因为幽门螺杆菌引起的，而且大多数人除菌后溃疡不再复发。

具体来说，检查出来感染有幽门螺杆菌的人根据下列情况来决定是否需要除菌（根据日本消化协会的临床指南）。

1. 推荐立刻药物除菌的：

- 胃溃疡，十二指肠溃疡。
- 胃 MALT 淋巴瘤。

2. 如果可能，可以考虑药物除菌的：

- 早期胃癌经胃镜做了黏膜切除术（EMR）后的。
- 萎缩性胃炎。
- 胃息肉。

3. 是否除菌还需要进一步研究决定的：

- 功能性胃肠疾病。
- 胃食道反流症。
- 有其余消化道以外的疾病，比如特发性血小板减少性紫癜，缺铁性贫血，慢性荨麻疹，雷诺病，缺血性心肌病，偏头痛，Guillain-Barré 综合征等。

那怎样检查有没有幽门螺杆菌呢？

检查方法大致分两种：内视镜检查，非内视镜检查。

内视镜检查就是做胃镜时候取一些黏膜组织做细菌的培养检查，或者显微镜检查，或者检查一种特殊的酶，做出诊断。

非内视镜检查包括检查血中的抗体或尿中的抗体；大便抗原检查；尿素呼气试验。

那如果符合上述条件，具体如何除菌呢？

当然，任何具体的治疗都需要去医院接受医生的诊断，严格遵守医生的治疗方案，因为每个人的病情不一样，不能通过阅读文章做出治疗的指导。但大致了解一下也没有坏处，所以我简单介绍一下日本消化病学会的临床指南。之所以是遵从日本消化病学会指南，而不是美国消化病学会的，是因为消化性溃疡，尤其幽门螺杆菌感染，在东亚国家，尤其日本、中国，非常常见，因此日本的消化病治疗一向领袖全球，被视为行业标准。

具体用药标准是：

初次除菌的，使用三药联合。第一种药是抑制胃酸分泌的抑酸药，常用兰索拉唑，或者奥美拉唑，或者雷贝拉唑。第二种药是阿莫西林。第三个药是克拉霉素。这三种药物联用，每日早晚饭后服用，连用 7 天。一周疗程结束后 30 天后再去医院复查，以判断除菌是否成功。但最近也有研究认为一个月的时候检查结果可能会出现假阴性，也就是结果是阴性，但其实不是，所以也有建议半年后再复查的。现在日本消化病学会的推荐是胃溃疡患者服药开始后 8 周，十二指肠溃疡服药后 6 周复查。有胃溃疡的人在一周除菌治疗后继续使用抑酸药 8 周，十二指肠溃疡则继续抑酸药 6 周。一个疗程（一周）的除菌效果，根据日本消化病学会的数据，溃疡再发的只有 3.02%，一年后胃溃疡再发率为 2.3%，十二指肠溃疡再发率为 1.6%。如果除开因为服用阿司匹林或者非甾体类消炎药 NSAID 的人，胃溃疡再发率则只有 1.9%，十二指肠溃疡再发率为 1.5%。总之，都非常的低。其他国家的研究数据显示，一周除菌后，除菌成功的人，胃溃疡再发率为 4%，不成功的人再发率就高达 59%。十二指肠溃疡的病人，除菌成功的再发率为 6%，不成功的为 67%。所以无论日本还是他国，除菌成功后复发的比率都是很低的。

虽然如此，一周初次药物治疗后，只有 70%—90% 的人成功除菌。意味着还有 10%—30% 的人没能成功。这些人则建议二次除菌。

二次除菌则需要变换药物。具体还是三药联用。前两种药物与第一次相同，抑酸药加上阿莫西林。第三种则换成甲硝唑。也是一日早晚饭后共两次，疗程一周。

根据日本的数据，第二次疗程结束后，大约有高达 90% 的人除菌成功。

那除菌过程中，会有哪些副作用呢？

最常见的副作用有软便、腹泻（拉肚子）、口腔炎、味觉异常等，大约有 10% 的人会出现。如果症状很轻，则无需停药，继续完成一周的疗程。如果出现严重的副作用，比如高热、起皮疹、剧烈腹痛、便血等，则尽快就医，听从医生的决定。综合利弊，可以看出来，除菌不但可以很好地防止溃疡的再发，减轻病人的痛苦，益处远大于可能的副作用。同时也使得过去建议的长期服药的维持治疗失去了意义，也就不再需要。因此，除菌既安全简单，效果又明显，对于符合以上除菌条件的人建议除菌治疗。但是需要注意的是如果除菌中途停药，没有完成完全除菌，则很可能导致耐药菌的出现，使得以后的除菌变得困难。所以，一旦开始除菌治疗，一定要谨遵医嘱，完成一周的疗程。

虽然除菌成功的人再次出现溃疡的非常少，但是也不是 100％就不会复发。亚洲国家的报告显示，甚至会有大约 10％的人出现新发生的返流性食道炎，或者原有症状加重的。另外，除菌后，也有少数人出现肥胖、胆固醇升高，新的生活习惯病等等，虽然少见，但也是需要引起注意的。

什么样的大便才是正常的？

大便，是最不可缺少，却又最羞于启齿的人体排泄物。很少有人会解决问题后转身看一看自己的大便。其实大便是一个非常好的身体健康状况检查的直观指标。回头看上一眼，也许就能告诉你是否有疾病，也可能就让你及早就医，防患于未然。

关于大便的描述，医学上最流行也是最广为传播的是 Bristol Stool Scale。下面的图就是这个图标。它将大便分成 7 种，分别用文字和图像来描述。

第一种，是坚硬，成小块球状，各自分开。大便时很难排出来。

第二种，状似香肠，表面不光滑，有起伏。

第三种，状似香肠，但表面有裂纹。

第四种，状似香肠或者蛇，软，表面光滑。

第五种，软软的小团块，各自分开，但是边缘清晰。

第六种，松软的，成糊状，边缘参差不齐。

第七种，水样大便，完全没有固态大便。

这个 Bristol Scale 最初用于临床上描述大便的形质，不是用于诊断用的。但是因为网络的信息流通，这个 scale 广为人知，导致很多对健康有很强意识的非医学专业人士得出一个“完美大便”的错误认识，认为第四种大便才是完美的，代表着健康胃肠道。

但是，事实如此吗?

这个说法其实反映了一个大家通常不会谈及的问题。大多数人心中都会在意也会关心自己的大便性状。很多人没有理由地认为自己的大便外观太难看，不够健康。有些人抱怨自己的大便太细、太粘稠、味道不正常，或者冲厕所时候带有奇怪的食物，不是完整的一条而是分段，有奇怪的颜色，等等。还很有一些人因为自己的大便不是完美的第四种而忧心忡忡，担心这意味着自己的身体出问题了，却又羞于寻医问药，更无法跟家人朋友谈起。

那就来谈谈大便什么样的才是健康的，哪些情况下需要及时就医，而哪些情况又意味着真有严重的健康问题。

健康的成年人的大便，80%是水分，剩下的 20%，其中 3 分之一是食物残渣，3 分之一是肠内细菌，3 分之一是新陈代谢脱落的肠黏膜。人体肠道有大量细菌生长，尤以大肠为多，大概有 400 种之多，每克大便大约有 1 千亿个细菌。这些正常菌群产生许多人体需要的养分，如维生素 k、叶酸、维生素 B 等，菌群的稳定也起到抑制外来致病菌的作用。

从几点来说明：

1. 人体排出来的就没有看起来让人愉悦的。即便是刚刚出生的宝宝，看起来也没有荧屏上完美宝宝那么完美，绝大多数情况下也不漂亮:皱皱巴巴,还沾满粘液。但不完美不意味着不正常。同样的道理也适用于大便。每个人的大便可能形状颜色千奇百怪。细长的大便可能只意味着你的肛门括约肌比较紧而已,而不是因为你的消化不良。大便的质地也只是反映了大便在你的肠道停留的时间长短,这跟你所吃食物中的纤维含量有关:软软的散开的大便说明食物中不可溶纤维比较多,而成型的相对苍白的大便可能是因为你吃的食物中可溶纤维较多,大便在肠道停留的时间较短一些。过硬的大便则意味着食物纤维不够。很多女性在生理期间也可能出现大便习惯和形状颜色的改变,这都是正常现象。

2. 食物会改变大便颜色。比如玉米、甜菜、芝麻,等等。食物纤维通常不被人体消化吸收,比如玉米、番茄皮、水果皮、菠菜等,吃下去就会排出来,影响大便的形状和颜色。看见大便里有明显的食物纤维不意味着你的消化吸收不良,也更不意味着你的肠道功能有问题。与其担心大便中的纤维、颜色、气味,不如把它看成前日你吃下去的美食残留。

3. 如果你排大便时候没有什么痛苦或者困难,那基本上你的大便都是正常的。不用太在意大便的形状颜色是否"完美"与否,或者拿你的大便跟网上的 Bristol Stool Scale 相对照而惶惶不安。判断大便健康与否最好的办法是看它是否影响你的生活质量。比如说:

- 大便时,你是否可以轻松拉出来,而不需要使很大劲。或者排便过程是否有疼痛感,或者出血。

- 你大便次数正常,是否常觉得腹部胀满或者不舒服。是否太过于频繁以致影响到生活工作社交了。

● 当你有了便意时，即便公共厕所有人排队，你是否能等上几分钟而不是无法忍耐。

如果上述问题你都是回答：是，那么恭喜你，你基本是正常的。管它大便颜色是黄还是褐，是完美的香肠状还是蛇形呢。简单说就是：如果你大便跟平时一样，没有变化，你又不觉得不适，那你就没有问题。但如果你对上述问题回答是：不，那恐怕你得调整下饮食，增加些纤维了，或需要去看医生了。

尽管没有人的大便是完美的，也没有人会为此选美，但是如果出现下列情况，就需要亮红灯，需要注意了，因为也许意味着什么疾病正在发生。

1. 大便的习惯突然改变。如果上厕所次数突然变了，而最近又没有改变饮食习惯，这通常不是什么好的信号。比如说，通常大便是粗的，突然变得很细，那有可能是得了直肠癌了，需要去看医生做个详细检查。平时一天一次的，突然变成一天好几次，也需要警惕。

2. 大便带血。大便带血可以是红的，也可以是黑的，甚至是黑得发亮的，也可以是褐色的。大便之后少量的鲜血，通常是痔的表现，但也可能是更加严重的问题，比如大肠炎或者肠癌。遇到这种情况最好是让专业医生来判断。

3. 大便很油，很粘稠，味道很重，抽水马桶需要冲好几次才能冲干净的。这种情况是因为大便中脂肪含量过高，这在医学上叫脂肪痢，可能是消化不良或者肝胆问题，也最好看医生检查一下。

4. 大便颜色突然变得苍白。颜色很浅。苍白或者灰色的大便可能是胆汁分泌不足或者胆汁进入肠道的途径出了问题。因为大便的颜色来自于胆汁中的胆盐，胆盐分泌少了，或者从肝脏排入十二指肠的途径被堵住了，就会出现通常的黄褐色大便颜色变浅，比如胆囊炎、胆结石、寄生虫感染、肝炎、胰腺炎、肝硬化，甚至可能是胆道肿瘤或者胰腺癌。但有时候如果你正在吃治疗胃炎的抑酸药，含有氧化铝的成分，大便颜色也会变得很浅。有肝胆疾病患者的大便也会因为脂肪吸收不能而出现大便很油，放亮，味道强烈刺鼻。

5. 大便中出现粘液或者白色的粘膜。这可能意味着肠道有炎症，同时又有便秘或者拉稀的情况，也最好就医。

6. 绿色大便，我们的肝脏总是在制造胆汁。胆汁是绿色明亮的液体。肝脏将胆汁储存在胆囊里，需要的时候排进十二指肠帮助消化。绿色的大便就意味着大便在肠道走得太快，胆汁还没来得及被肠道细菌变成黄褐色，就排出了体外。这通常出现在频繁腹泻的人。

7. 铅笔一样细的大便。如果突然开始大便变得很细，就需要警惕了，尤其是中年人，因为这有可能是直肠癌的变现。肿瘤压迫肠道，使得大便通过的空间变小，因此变得细长了。

8. 很黑的大便。如果不是吃了很多黑色的食物的话，很黑的大便通常是因为上消化道出血后，血液被胃液酸化，血红蛋白就会变得很黑。通常见于十二指肠溃疡、胃炎、胃溃疡、食道静脉曲张等等。但如果有吃药，比如铁剂、食用碳，也会出现黑便。

虽然大家都很厌恶谈论大便，但有时候，大便不但不可恶，还可能救命。在一些因为肠道菌群失调导致的艰难梭状杆菌引发的严重的假膜性肠炎传统治疗失效时，就可能会用到大便移植来救命。

尤其是近20年来，因为抗菌素的滥用，导致艰难梭状杆菌感染率急剧上升，很多病人在治疗后反复发作。这些人是因为肠道正常菌群被滥用的抗菌素杀死，因此导致菌群失调。所以重建肠道菌群就很有效。最直接最简单的办法就是大便移植了。美国梅奥诊所在2011年第一次用患者兄弟的大便移植后，病人在24小时之后就康复出院了。此后很多家医院开始做大便移植，效果都非常理想。所以，这个人人厌恶的废物有时候也可以是宝的。

HPV 疫苗安全吗

微博上很多人问关于 HPV 疫苗的事情。因为国内没有批准使用，所以有了解国外现状的朋友有些就打算去香港接种。但又听说日本最近有很多副作用的报道，因此犹豫不决。那到底 HPV 疫苗安全吗？有必要接种吗？哪些人群需要接种呢？

人类乳头瘤病毒，缩写就是 HPV，感染后可能导致多种癌症，比如宫颈癌、阴唇癌、阴道癌、男性的阴茎癌、肛门癌、口咽癌，等等。这个病毒非常普遍存在，很容易通过性行为时候的皮肤粘膜接触传播。绝大多数即便感染后也不知道，所以很容易传染给同样不知情的性伴侣。在日本，宫颈正常的女性大约有 10%—20%的比例感染有 HPV 病毒。而美国的数据显示有过性经历的女性，一生中有 50%—80%的有感染史。所以感染的比例相当高。不过感染了的朋友也不必因此惶惶不安。感染有 HPV 不意味着你就会得病。HPV 的感染者中，超过 90%的会在两年以内自身排出病毒。只有那些持续感染很多年的，才有可能发展成宫颈癌。HPV 疫苗就是为了防止这些疾病而开发的。美国的数据显示，每年全美大概有15000个HPV相关的女性癌症病人如果接种了HPV疫苗就可以避免癌症的发生，大约有7000个男性如果接种也可避免多种癌症，比如口咽癌。考虑到中国远远超过美国的宫颈癌发病率，这个疫苗的益处会大很多。HPV疫苗对于16型和18型HPV感染，以及癌前病变的发生，预防效果达到大约90%以上，效果非常明显。但因为HPV感染后到发展成宫颈癌通常经过漫长数十年的岁月，而这种疫苗还很新，所以目前是没有数据显示到底预防宫颈癌有多大效果。但持续感染和宫颈癌前病变是宫颈癌的必经之路，所以从对于这两种病变的预防效果，应该是可以推论，疫苗对于宫颈癌的预防效果很乐观。所以2006年美国FDA批准了HPV疫苗，CDC开始推荐使用，随后在多数发达国家开始普及接种。

为了防止HPV感染和感染导致的疾病，包括宫颈癌，HPV疫苗需要注射3次，6个月以内完成。目前被批准用于预防宫颈癌的HPV疫苗有两种，一个叫Cervarix，一个叫Gardasil。前者只能用于女性。后者因为也可以防止生殖器疣、肛门癌，所以也适用于男性。

要取得最好的防护效果，就必须在开始性行为之前接种，且有足够的时间产生免疫力，所以最好的接种对象是少男少女，需要接种3次剂量以达到最佳效果。所以美国CDC推荐青少年11岁或者12岁开始接种。但是如果没有在11岁或者12岁接种的人，也推荐接受三次接种，直到女性满26岁，男性满21岁为止。同性恋或者双性恋的也是推荐对象，或者有免疫问题的，如感染艾滋病毒的，也是推荐对象。

那么这两种疫苗有什么区别呢?

两种都对于16、18型HPV引发的疾病有很好效果,也对于癌前病变(变成癌症之前的阶段,有异常细胞,但还没有发展成癌症)有很好的效果。两者都是用病毒的一小部分制成,而非灭活病毒,所以都不会导致感染。两者都是注射剂,需要三次注射。不同之处在于:Gardasil还同时能保护6和11型HPV病毒的感染,这两种亚型病毒是导致生殖器疣的病原,所以这个疫苗也可以用于男性。而且尽管两者都显示对于16型HPV有作用,但是只有Gardasil显示可以防止阴唇、阴道和肛门癌。两种疫苗在注射时添加的辅助剂不同,所以免疫效力也会不同,但因人而异。

那到底哪些人需要接种这个疫苗呢?

美国CDC推荐所有11或者12岁女孩儿接种三次,两种疫苗任选一种。13岁到26岁的女性,如果之前没有接种过或者没有接种三次,也推荐接种。但26岁以上不做推荐。如前所述,因为Gardasil也可用于男性,所以CDC推荐11岁或者12岁男孩儿接受三次接种,12至21岁男性如果之前没有接种,也推荐三次接种。

在美国这两种疫苗都只被批准用于26岁以下的人,因为截至目前所有有效的人体实验都是在9至26岁的人身上做的,而且GARDASIL的实验没有显示对26岁以上的人有预防效果。孕妇也是不包括在推荐对象里的,因为到底对于孕妇是否安全目前没有足够的临床数据做出结论。

11岁或12岁第一次接种后,需要在6个月内完成总共三次接种。第二次最好在第一次后1到2个月进行。第三次在第一次后6

个月进行。

而同为亚洲人的日本，根据厚生省的推荐，是在少女进入中学一年级的那一年接种。Cervarix 疫苗应该在第一次接种后，1 个月后行第二次接种，6 个月后第三次接种。Gardasil 的第二次应该在第一次后 2 个月进行，第三次在 6 个月后进行。

那这个疫苗安全吗？

因为网络有很多流言，说 HPV 疫苗导致很多副作用，所以很多人打算接种的也被吓住了。但是根据美国食品药物监督局认定，这个疫苗是非常安全有效的。在批准之前，这两种疫苗都在成千人身上做过实验，没有严重的并发症出现。轻度的副作用包括注射部位疼痛、短暂发热、头疼、呕吐，都很短暂。截至 2012 年 7 月，全美大约总共有 4 千 6 百万 HPV 疫苗被使用，都没有严重的副作用出现。当然，这个疫苗为时尚短，美国 CDC 和 FDA 仍然在继续监视可能的副作用。

引起媒体和人们关注的是日本报道的多例副作用，以及 2013 年 6 月日本妇产科学会推荐，随后被厚生省采纳的暂停积极推荐注射疫苗的建议意见。日本的统计数据显示，接受疫苗接种后，有不到 10％的人出现注射部位疼痛、肿胀、全身多发部位疼痛，包括腹痛、关节痛、头疼。1％—10％的人出现局部皮疹、发热等。不到 1％的人出现注射部位感觉异常，全身无力。有极少数人出现恐怖、兴奋等等症状。极端罕见的注射后反应有过敏导致的呼吸困难、两手两脚无力感，甚至有出现急性散在性脑脊髓炎。

相对比较引起关注的，也是频繁见于报端的是复合性局部疼痛症候群 CRPS。因为这个 CRPS,日本组织了专业人员进行了讨论和研究。结论是,平衡疫苗的益处和副作用的频度,以及严重程度,不认为 HPV 疫苗会引起需要终止接种的严重风险。但是因为这种持续多处疼痛是在接种后出现,现有数据又不能排除是疫苗引起的,为了进一步研究证实这些副作用的频率和对应措施,也为了提供国民更准确的情报,日本厚生省在 2013 年 6 月发布通告,暂缓积极推荐接种 HPV 疫苗,而改为自愿接种。

2014 年 1 月,日本妇产科学会以及癌症协会阻止了专家在东京都展开 HPV 的疫苗最新数据的研讨会,于 2 月 2 日举行记者招待会表示正在考虑推荐厚生省重新积极推荐接种该疫苗,显示这半年的数据整理和分析提示疫苗是安全的,利大于弊。

那哪些人是需要注意,最好与医生详谈后再考虑接种的呢?

- 血小板减少的患者,有出血倾向的人。
- 心血管疾病,肾脏疾病,肝脏疾病,血液疾病的人。
- 别的疫苗接种后 2 日以内出现高热的人。
- 有过惊厥性病史的人。
- 孕妇或者可能妊娠的女性。

总结一下,HPV 疫苗目前来看是安全有效的。对于预防感染,以及预防宫颈癌的发生有很好的作用。副作用很少见,绝大多数也很轻微。所以是值得推荐的。有机会的朋友,可以考虑给孩子或者自己接种。

抗流感药达菲真有用吗？

轩然大波

2014年4月10日，著名的不列颠医学杂志BMJ同时发表了两篇论文，题目分别是“Tamiffu（达菲）在成人和儿童流感中的使用：临床研究报告的系统回顾以及管理评论的总结”和“Oseltamivir（奥司他韦）在成人和儿童流感中的使用：临床研究报告的系统回顾”。作者是来自著名的Cochrane合作组织，由来自意大利、澳大利亚、美国和英国的一群医生和学者组成。这两篇文章一经发表，立刻在世界医学界、药学界，甚至世界卫生组织，都掀起轩然大波。世界各大媒体也纷纷在第一时间进行报道。美国的Forbes杂志、CNN、USA今日、纽约时报、洛杉矶时报，英国的BBC，日本的读卖新闻，等等，都以醒目的标题排在头版。

为什么这两篇论文有这么大的影响力呢？

关于达菲

这得先讲讲流感这个病和达菲这个药。

流感大家都不陌生，没有感染过流感的人几乎没有。然而流感是全球人口死亡的一大原因。尽管流感直接引起的死亡不常见，但流感通常会加重原有疾病，如心肺疾病，或者因流感引起的其他感染而导致病情恶化，最终可能死亡。而且流感病毒不分男女，不分老幼，也不分健康与否，每年各种各样的人死于流感。流感也是一个难以预测的杀手，每年的季节性流感因为基因变异导致每年流行的流感病毒有异于往年，难以预防。更加糟糕的是我们没有对付流感病毒的有效武器。除开常规的洗手等普通预防措施，我们只有流感疫苗。可惜与其他病毒疫苗比起来，流感疫苗的预防效果很不理想。多年来，对付流感病毒最常用的药物就是金刚烷胺，虽然此药的效果很不确定。

在这种背景下，出现了达菲。达菲是美国药物公司 Gilead 开发的抗病毒药物，于 1996 年转让给了药物巨头罗氏。这个药物 2001 年底在中国上市。2005 年的席卷东南亚的 H5N1 禽流感大瘟疫时，达菲被广泛应用，立刻成为世界各国关注的抗流感病毒首选药物，一跃成为最为知名的抗病毒药物。禽流感肆虐过后，各国政府为了应对未来可能再次卷土重来的流感大流行，开始大量囤积达菲。据报道，2005 年美国时任总统布什向国会要求出资 13 亿美元购买达菲作为战略储备，以备不时之需，而在此之前美国国会已经批准了 18 亿美元的专款用于提供给军队囤积达菲。英国花费 4 亿 2400 万英镑囤积了大约 4 千万剂达菲。2008 年世界卫生组织 WHO 推荐各国按 25%人口储备。这一系列大动作让达菲成为世界明星，2009 年销售量达到 30 亿美元。2009 年 H1N1 流感大流行来袭时，WHO

第一时间向各国推荐使用和预备达菲对抗流感。

这一切,都来源于罗氏提供的数据显示达菲对于缩短流感病程,减低并发症风险有很好的作用。

达菲无效?

然而,BMJ 的这两篇论文也许会改变这一切。

这两篇论文提供了迄今为止最为全面的关于达菲有效性和安全性的临床随机试验的分析数据。这也是 Cochrane 合作组织(这是一个有 14000 名世界各国学者组成的非盈利组织)经历 4 年半的不懈努力,终于获得罗氏之前不肯出示的原始临床试验资料的结果。

那么他们的结论是什么呢?

作者推断:通过分析共 83 个大型的临床研究数据,达菲能缩短流感病程半天到一天时间,平均 16.7 小时,孩子则更长一些,达 1 天。但是没有可靠证据显示达菲能如罗氏所言降低因流感所致的住院率,也不能减少流感并发症的发生,比如肺炎、支气管炎。更糟糕的是,服用达菲可能导致一些不必要的副作用,虽然很少,比如恶心呕吐,甚至更严重副作用,甚至能提高头疼、肾脏疾病和精神疾病的风险。当作为预防性药物使用时,也许能避免一些人染上流感,但却不能阻止流感病毒的传播。

整理一下就是:

- 达菲在成人能缩短流感病程 2/3 天,从平均 7 天缩短到 6.3 天。
- 于儿童,达菲能缩短病程 1 天,但对于哮喘患儿无效。
- 达菲不能减少流感所致的住院数,无论是用来预防还是治疗。

● 达菲不能减少流感所致肺炎的风险。无论成人还是儿童。

● 达菲也不能避免流感病毒的传播。

● 与之前所知的相同，达菲用来治疗流感时，副作用很少，除开一些患者可能出现的恶心呕吐。当用来预防流感时，有些人可能出现头疼、恶心，以及不多见的神经精神症状。

Cochrane 主编 David Tovey 博士说："我们现在有了目前为止最为坚实最综合的回顾，尽管之前认为达菲能减少流感所致住院人数和降低并发症发生率，这个回顾性研究证实此说没有根据，相反，达菲可能导致伤害性的副作用，而这些副作用在之前罗氏提供的研究中均未提及。""达菲的利弊需要更加严格的衡量，尤其在国家机关做出花费高达数十亿美元来囤积达菲作为治疗或者预防流感的政策时候更加应该谨慎"。"这再次证实临床研究数据的透明性和公开性是非常重要的。"

艰辛的知情权

这最后一句话只有简单一句，背后的艰辛常人无法知晓。实际上，作者 Cochrane 合作组织的成员如 Tom Jefferson、Carl Heneghan 和他们的同事们为此做出了艰辛的努力。这个系统回顾是基于大量的一手临床研究资料做出的。临床研究资料是药物公司完成临床研究之后向国家权威监管部门提交的实际细节报告。跟发表在学术杂志上的研究报告不同，临床研究报告包含大量的细节信息，常常长达几百页，最终发表到学术杂志的报告是从临床实验资料里压缩精选出来的，最多的可能压缩到原来的 8805 分之一。可以想象仔细地分析这么多的临床研究资料需要多大的耐心和精力以及时间、技术。所以这样大型的临床资料分析很少出现。

2009年,世界各地流传着这样一种观点:一种新型的流感可能席卷全球。为了避免这种大范围传染出现,各国政府开始依照WHO的推荐囤积达菲。为了确定达菲的效果,谨慎的英国和澳大利亚政府向Cochrane合作组织提出请求,请求他们重新审查并且更新关于达菲的回顾性报告。因为Cochrane回顾研究被医学界视为药物审查的金标准。他们的方式是收集所有相关资料进行分析,且随时根据新的材料更新结论。于是Cochrane向罗氏申请查看所有的临床试验原始资料。通常临床研究资料作为原始数据,药物公司有权不向公众公开。罗氏也不例外,开始拒绝了他们的要求,只同意提供部分临床资料。为了得到这些原始资料,2009年不列颠医学杂志社和英国的电视台联合做了一系列报道,迫使罗氏最终答应提供原始资料。接下来的几年时间里,不列颠医学杂志社发表了一系列公开信向罗氏以及主管药物审查的政府部门施压。Cochrane的作者们在与罗氏交涉期间,决定与罗氏的所有通讯均只使用电子邮件,以留下文字证据,并且将所有电子邮件公开在不列颠医学杂志网站上,以便公众查看。他们甚至从一开始就拒绝与罗氏签署保密协议,因为他们希望这一切都公开透明,大众可以随时审查和监督。最终迫使罗氏在隐去受试患者的个人信息和研究人员的个人信息之后,原封不动地将所有原始资料无条件无限制地出示给作者们。这一切资料和所有此文作者,以及《不列颠医学》杂志的分析资料都最终公开在*the Dryad data repository*(http://datadryad.org/)资料库中，任何人可以随时查看。这使得这项空前的大研究成为有史以来最为信息公开和透明的系统回顾。

不仅如此，传统的 Cochrane 偏差风险统计工具是适合用来判断发表在学术杂志上的临床研究的质量，却不适合用于这样大型的临床研究原始资料。为了解决这个问题，这群作者们开发了大量新的统计工具。

这一切努力最终导致了之前监管部门以及世界卫生组织所推崇的达菲的光环的可能破灭。作者认为，达菲的效果被过分夸大，部分副作用却被隐瞒不报。而导致各国囤积达菲的主要原因，是达菲能减少入院数，以及预防肺炎。

传统药物审查和监管的弊端

这一推论值得引起各国政策决定部门的自省。现有的药物监管和批准机制也许是漏洞百出的。为什么之前没有人做过类似的大型临床研究原始资料分析？为什么现有系统无法向医生、患者和监管权威部门提供及时可靠和独立完整的信息呢？

该文作者们发现在罗氏提交给监管部门的临床数据中充满了许多系统失误，大多数关于达菲的研究都有很高的偏差可能。没有是完全独立于药物公司之外的真正的第三方研究。几乎所有的研究都只是与安慰剂组做出比较，而不是与临床常规药物作比较。也没有一个研究是在大流感发作期间做的。从获得的临床原始资料中，作者发现很多研究实施者不明，因此研究的独立性和可靠性也打了折扣。而发表的数据常常只是完整数据里经过挑选的很小一部分，以至于作者们最终决定抛弃所有发表过的临床研究数据，转而完全依赖于原始资料做出分析。作者还认为，政府监管部门在出现威胁大范围人群的大流感时，面临巨大的政治压力，因此会为流感“特效药”开出绿灯。

这一切都向我们提出了一个严肃的问题：怎样保证我们获得药物试验资料是公正、公开、透明的？

《不列颠医学》杂志为我们开了一个好头。欧洲医学会申明自2014年起他们将会公开所有的临床数据资料。一些大的药物公司也纷纷表示将采取措施让公众能查看他们的药物试验资料。《不列颠医学》杂志决定，此后所有投稿到该杂志的临床研究论文都必须同意将资料共享作为考虑的先决条件。欧盟通过新的法规，要求此后的所有临床研究必须登记在册，所有结果都不准隐瞒，必须完全上报，所有原始数据和资料都要公开透明。

罗氏的反击

但很快，也是可预料的，罗氏公司表达了不同意见。

文章发表第二天，罗氏的英国医学主任 Daniel Thurley 博士发表申明说：“我们不能认同这个研究的最终结论。我们信任之前关于达菲的研究数据，也支持世界各个卫生组织的决定，包括美国和欧洲的疾病预防控制中心和世界卫生组织。”“该报告的实验模式和方法既不清晰也不合适，他们的结论可能造成严重的公共健康问题。达菲是流感患者的至为重要的治疗选择。”

英国卫生部门发言人也发表了申明：“英国是世卫组织所承认的对于流感大爆发潜在威胁的准备工作做得最好的国家之一。囤积达菲是这种准备的关键的一步。”

反对方还有一个理由是，此文的第一作者 Tom Jefferson 是一个知名的流感疫苗反对者，他对临床随机对照试验的狂热追求被很多嘲讽他的人称为 methodolatry（将随机临床试验作为唯一有效研究手段的狂热分子）。另一个作者 Peter Doshi 是一个更加坚决的流感疫苗反对者，他甚至怀疑流感导致的发病率和死亡率数字的真实性。这些不认为流感是很严重的传染病的观点在这两篇文章中多少也反映了出来。

吸取教训

但无论如何，这两篇文章的发表都可以算是医学历史上重要的时刻。临床研究的透明化终于被世人关注，各国政府以及医学管理机构也表示了重视。如果某个治疗或者药物的临床试验原始数据被允许合法的、常规性地进行暗箱操作，病人、医生或者科研工作者都无法接触到最原始数据，如何能确保这种治疗是真实有效，又是合理的呢？任何试图阻碍这种透明性和公开的人或者组织，都有将患者暴露于本可避免的伤害之下的可能，也可能导致大量金钱的浪费。作为一个成熟社会，权力监管部门、药物管理部门应该有权利要求临床试验的透明化。毕竟，医药不同于其他产业，面临的是最宝贵的生命。

到底吃多少盐是健康的？

经过这些年的宣传和普教，大家可能都有这样一个概念：盐吃多了不利健康。但到底吃多少盐才算健康呢？

可能对于很多人来说都比较意外的是，关于每天吃多少盐才算健康这样一个问题，主流医学界都还是有争议的。到底吃多少算多，各大医学机构意见还不统一，并为此争论了很多年。

最近在著名的《新英格兰医学》杂志上发表的两篇文章又为这个争论加了一把火。

2014 年 8 月 14 日发表在《新英格兰医学》杂志上的来自美国团队的研究论文，以“食盐消耗量和心血管疾病所致死亡的关系”为题，指出在 2010 年，全球日均钠盐消耗量为人均 3.95 克，不同地区有很大差异，但基本处在 2.18 至 5.51 克范围内。每年全球有 165 万人死于因过量食用钠盐导致的心血管疾病，其中 61.9％为男性，38.1％为女性。比例最高的是东欧的格鲁吉亚，最低的是非洲的肯尼亚。如果按照世界卫生组织推荐的每日 2 克计算的话，全球有

99.2%的成人超标。88.3%的成人超过 3 克/每天。从这个图可以看出，中日韩和中东国家是高钠饮食的重灾区。

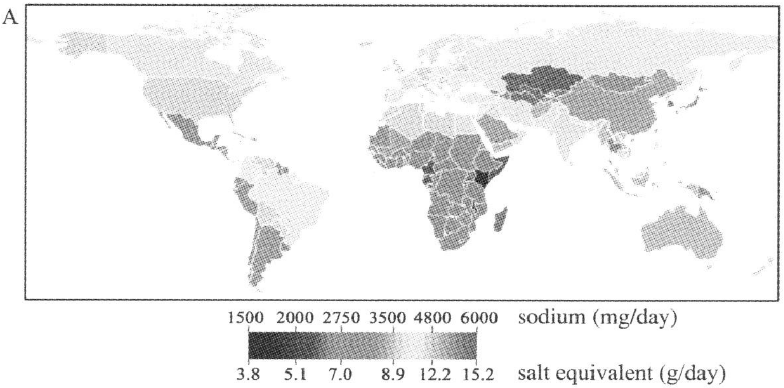

BMJ Open 2013;3:e003733

99.2%的人过量!?

既然这么多人过量，那这个标准真的是对的吗？或者说真实反映了实际情况吗？如果按照美国心脏协会推荐的有心血管风险因素的人每日钠盐不超过 1.5 克，估计能达标的人没有几个了。

似乎是为了回答这个问题，一周后的 2014 年 8 月 20 日，加拿大的科研人员同样在《新英格兰医学》杂志上发表了一篇文章，提出这样一个观点：绝大多数人每日摄入的食盐量是相对安全的，如果降低摄入量，控制在联邦机构和各大医学团体，如美国心脏协会所推荐的量之下，也许反而会带来多项不良的结果，对健康反而不利。这个研究跟之前陆续发表的几个研究观点趋于一致：现有的推荐食盐摄入量太低了。

美国2013年统计的人均每日钠的摄入量为3.4克,绝大多数来自于加工食品,相当于1.5茶匙的食盐。而根据世界卫生组织的报告,中国人人均每日摄入的钠盐量为5.3克到6克之间,远远超标。美国各大医学组织和联邦机构疾病控制中心均推荐每日钠的摄入量不超过2.3克,如果有像高血压、糖尿病等心血管风险因素的人则推荐需要低于1.5克,那就更加低了。

当然,这些机构的推荐不是空穴来风,都是基于之前的大量研究结论做出推荐的。降低食盐摄入量能降低血压,这个是没有争议的。争议的关键在于平日摄入食盐量不是那么超高的人群中,再进一步降低摄入量而导致的血压降低是否会降低心血管和脑血管甚至死亡的风险呢?

很遗憾,关于这个问题,目前还没有坚实的科学研究数据支持。

之前的研究明确支持推荐这样低钠盐量的本来就很少,这个加拿大的大型研究更是唱了反调。加拿大渥太华的McMaster大学的研究人员做的此项研究,耗时长,参与人数多,地域跨度也很大。他们追踪分析了来自五大洲18个国家的共157543个成人,覆盖了667个社区,从富裕到贫穷国家,从美洲到非洲,年龄为35至70岁,也包括中国。他们研究的结果发现,最安全的日均钠摄入量为3到6克,只要在这个范围内,就是安全健康的,不需要过度降低。这个数字远远高于心脏协会推荐的量。研究发现如果低于3克,即便高于心脏协会推荐的上限的2.3克,反而会出现死亡和心血管疾病风险增高。这个研究所收集的人群数据中,大约有10%的人摄入量低于3克/天，还是很高比例的，因此增高的死亡风险影响不容小觑。那怎么解释呢？这个文章没有做原因的探讨，但同时发表的另一项研究发现过低的钠摄入量会干扰正常的人体细胞内生化通路的讯号传递，或者增高能促进心血管疾病的激素水平。这部分解释了为何过低食盐摄入会跟增高的心血管疾病相关联。但是，具体的机制还有待之后的更多后续研究解明。

加拿大的这项研究之所以非常有价值，是因为这个研究不只是分析了钠盐摄入量，而是将人群按照不同钠盐摄取量来分组，根据不同的量与实际每组最终的健康影响做出相关性的分析。由于地域跨度很大，覆盖各种人种和经济状况，因此这个实验的质量很高，结果值得信赖。但即便如此，此项研究仍然没有能证明过低的钠盐摄取是导致心血管疾病的原因，而只是得出了相关性的结论。因此也就不能简单的说，盐吃得不够也会导致心血管疾病。

在这期杂志的编辑评论中，该刊的编辑，Suzanne Oparil 博士，也是阿拉巴马大学医学院的医学教授，高血压和心血管病的专家，也同意此研究的结果。他认为主张降低钠盐摄取量的提倡是没有确实科学根据的。除非有随机分组的大型对照试验得出降低钠盐摄入量有益于心血管健康的科学证据，才需要建议民众严格监控食盐的摄取。而去年受医学主管部门邀请领导专家组回顾所有关于钠盐研究的数据以便做出面向公众的推荐的，也是 Rutgers 大学的生物医学和生命科学系系主任的 Brian Strom 博士，也同意加拿大的这个研究是目前为止质量最高的研究之一，数据详实，样本够大，所以它的结论是可信的。同时他也认为美国心脏协会的每日钠盐摄取量控制在2.3克以下的推荐是没有可信数据支持的。

这是不是意味着大家可以放心大胆地吃咸的食物了，不需要再注意盐分的摄取量了？

当然不是。如果你的每日食谱中盐分很高，你还是需要采取必要的调整，降低盐分。加拿大该项研究指出，如果你的血压高于正常，比如高于140/90，或者你每日钠盐摄入量非常高，比如高于6克（对于国人来说这个量不罕见），你就需要调整饮食，降低钠盐至6克以下，或者甚至低于5克最好。同时该项研究也发现，多吃富含钾的食物，比如甜红薯、西红柿、土豆、酸奶等，能一定程度上降低心血管疾病和死亡的风险，所以建议多吃这些食物。

而篇首提到的那个来自美国哈佛大学和塔夫斯大学的研究则综合回顾了此前多项研究的数据，计算出钠盐的量与疾病的关联，指出过量摄入食盐与增高疾病的风险相关。这也是心脏病协会作出盐分食用量的推荐的科研基础之一。多位知名心脏病协会的专家也仍然坚持心脏协会的推荐，认为控制钠盐日均2.3克以下是合理推荐。有了这个加拿大的研究，恐怕这个争论还是会持续下去，直到更多更大型的研究得出更强有力的最终结论。

那作为个人，怎么理解这些争论，又如何做出合理健康的饮食调整呢？

就目前的证据看，过高的钠盐肯定是不利的，因此喜欢吃咸菜，吃加工腌制品，或者做菜放太多盐的人，还是需要努力降低盐分的摄取，最好控制在6克以下。如果有其他的疾病风险因素，比如高血压、肥胖等，最好控制在5克以下。如果你基本做到了，过于严格的控制，比如试图控制在2.3克以下，目前看来不是很有必要。第一是没有强证据支持它的益处，第二是很不现实，几乎不可能实现。

防晒霜怎么用?

夏日炎炎,阳光刺眼。爱美的女性出门时都会打上一把漂亮的阳伞,以遮蔽毒辣的阳光。因为怕晒黑了。但你到美国西海岸的沙滩上看看,无数穿着各色比基尼的女士,就这么毫无遮掩地趴在沙滩上晒太阳,美其名曰"日光浴",她们以古铜色皮肤为美。

我无意讨论两种审美观哪种更好,但晒太阳到底是好还是不好呢?

稍有一点医学常识,或者学过生物学的人都知道,植物需要光合作用,而我们人是需要通过阳光来合成维生素 D 的。维生素 D 对于骨骼的健康至关重要,同时也影响多种疾病的发生,比如多种癌症。所以,适度的晒太阳是必要的。但不能过度。

为什么不能过度呢?因为过多的晒太阳会导致皮肤癌。

皮肤癌简单划分分三种:黑色素瘤,基底细胞癌,鳞状细胞癌。

其中又尤以黑色素瘤最为凶险,恶性程度高,病人的生存期短,而目前治疗手段乏善可陈,效果也不理想。

黑色素瘤的发病率世界范围来说，发病率最高的正是喜欢日光浴的白人，最低的却是喜欢打伞的亚洲人。这有点让人哭笑不得，容易得皮肤癌的偏偏喜欢晒太阳，不容易得皮肤癌的偏偏害怕阳光。

据联合国的统计，黑色素瘤发病率最高的国家依次是澳大利亚、美国、挪威、瑞士、瑞典、丹麦、以色列。发病率最低的是日本、菲律宾、中国、印度。而据美国癌症协会的统计，每年全美大约有55000例新的黑色素瘤病例。在中国，这个数字是2万。而且，一生中如果被晒伤五次以上，得黑色素瘤的机会翻倍。如果儿童期晒伤，风险比成人更大。

虽然中国的发病率相对较低，但治疗效果也更差。2013年的统计显示，黑色素瘤患者死亡率很高，5年生存率少于20%，也就是说，每5个病人，只有不到一个活到5年。所以预防就尤为重要。

那怎么预防呢？

避免过长时间暴露于阳光下。打伞是个很好的选择。但是女性可以打伞，大男人如果也打个伞，会引来围观的。另外，小孩子也不会那么听话地去哪里都打伞。

所以，防晒霜就显得很实用也很重要了。

那么怎么选择防晒霜呢？

你如果去超市买防晒霜，稍微留意一下，就会看到上面都标着一个数字：SPF＃＃。

这个SPF什么意思？

SPF是英语Sun Protection Factor的缩写，太阳保护指数。

这个数字是衡量防晒霜阻挡阳光中的罪魁祸首紫外线B(UVB)的强度的。UVB一旦照射到皮肤上,会造成晒伤,皮肤细胞毁损,严重的就是皮肤癌了。所以,避免或者阻挡UVB非常重要。

那SPF后面的数字什么意思呢?

如果你的皮肤暴露在阳光下,通常需要10分钟就会造成晒伤的话,SPF后面的的这个数字就是涂抹防晒霜后阳光造成同样伤害的时间的倍数。拿SPF15的防晒霜说明一下。如果你正午出去,在阳光下裸露部分身体,10分钟后皮肤就晒伤了。那么如果你抹上SPF15的防晒霜后,造成同样伤害就需要150分钟。很好理解吧。但是,记住,这个数字不是简单的时间倍数。因为阳光是随时间变化的,每一刻的强度可能都不一样。早上你可能需要30分钟晒伤,中午可能只需要10分钟。也就是说,这是一个强度和时间的总和。且涂抹防晒霜很难做到均匀,每个地方都抹到,所以不要以为涂抹了SPF30的防晒霜就可以大摇大摆的在阳光下呆上几个小时了。SPF数字只是衡量保护皮肤不受UVB损害的保护指标,不能帮助你决定在阳光下的时间长短。

那么怎样的防晒霜最好呢?

防晒霜阻挡UVB的能力跟SPF数字不是成正相关的。也就是说,不是说SPF30的就是比SPF15的保护能力强一倍。SPF15的防晒霜阻隔93%的UVB,换句话说,能让7%的UVB透过。而SPF30的防晒霜能阻隔97%的UVB,SPF50的阻隔98%。

所以,并不是数字越大,防晒能力就成倍增长的。高于15的就进入平台阶段,增长很少。

这就是为什么美国的皮肤协会和癌症协会都建议使用 SPF 为 30 的防晒霜。如果没有，至少是 SPF15 或以上的。

那为什么不推荐 SPF 数字特别高的防晒霜呢？

因为第一，上面说了，SPF 高于 30 的，比如 75 或者甚至 100 的，并不能比 30 的阻隔效果高多少。第二，用了超高数字的防晒霜的人，可能会错觉以为万事大吉，不再需要避开阳光了。第三，为了完全避免阳光伤害，除开 UVB，避免 UVA 也很重要。而通常高 SPF 的防晒霜阻隔 UVB 的能力远远高于 UVA，也会造成使用者的错觉，以为安全了。

现在知道了应该选择哪一种，接下来的问题是怎样用。

有人说，那还不简单吗？往裸露的皮肤抹就好了啊。

没那么简单。

为了取得防晒霜的防晒效果，需要在皮肤上涂抹每平方厘米 2 毫克的防晒霜。这是个什么概念呢？如果成人涂遍全身，需要用 28 克的防晒霜。28 克通常是一瓶防晒霜的 1/4 的量。也就是说全身需要用掉 1/4 瓶的防晒霜才能取得最好效果。

这么说，大概有点概念了吧。

有一个容易被忽视的事实是，绝大多数人涂抹防晒霜时，只用到了推荐量的 1/3。也就是说，你即便是涂抹了 SPF30 的防晒霜，实际取得的效果可能只有 SPF3.3 的，因为是按平方计算。

同时，皮肤有水分，潮湿或者出汗，都会降低防晒霜的防晒效果。

所以，首先要足量。不要吝啬防晒霜，所有裸露的皮肤都要抹到。也最好选择防水的防晒霜。

最好的时间是出门前半小时就抹上防晒霜。而且之后每两个小时需要重新抹一次。游泳，出汗后，都需要重新再抹。才能取得应有的效果。

怕记不住，就最好频繁一点，想起来就再抹一次。尤其是孩子。

说了这么多好的，防晒霜真的能防止皮肤癌吗？

大的权威机构和学术机构都是这么认同的。但最近有些研究对此表示了怀疑。

上月发表在自然杂志上的来自英国的一个论文提出了相反意见。他们拿一帮小鼠做了个黑色素瘤的实验。这些小鼠是基因改造后的，对黑色素瘤很敏感。他们将这些小鼠暴露于与我们人类每日接受的日照相等的紫外线照射下，一半小鼠抹上 SPF50 的防晒霜，另外一半不抹。结果发现，涂抹防晒霜的小鼠得黑色素瘤的比例并不比对照组少，只是发病的时间被延迟了。

所以，不要以为涂抹了防晒霜就万事大吉，不用害怕炎炎夏日了。涂抹防晒霜是很重要，但永远没有帽子、衣服的直接阻挡能力强。因此最好的办法，就是我们中国女性正在做的：打伞。那男人孩子怎么办？戴帽子。宽檐的。如果不是很热，穿上长袖长裤。

飞速发展的现代医学

神话般的医学

2009年，美国波士顿。43岁的Meredith Moore，两个孩子的母亲，隐隐觉得腹部不适。去医院一查之下，结果犹如晴天霹雳：胰腺癌。而且肿瘤靠近附近的大血管。附近的医院都不敢动手给她做手术，因为风险太大。唯有的选择是放化疗。在做了两年的放化疗之后，她的病情开始恶化，情况越来越糟糕，癌症进展到了3期，时日无多了。求生的本能驱使不愿放弃的Meredith努力搜寻可能的帮助。终于有一天她想起曾经有一个朋友跟她说过纽约一位医生专门接手这种困难手术的。听说这个医生做一种独特的手术，叫做ex vivo切除术，中文翻译过来就是体外切除。

这个医生是哥伦比亚大学医学院的日裔医生加藤友朗。加藤医生是做体外手术的先驱，有过二十几例的经验了。所谓体外手术就是针对一些难以切除的肿瘤，将整个牵连器官切除，拿出到体外，在体外仔细剔除肿瘤后，再将器官移植回体内。然而，Meredith的情况极其复杂困难，因为她的肿瘤牵连了胰腺、胃、脾、肝脏、胆囊、

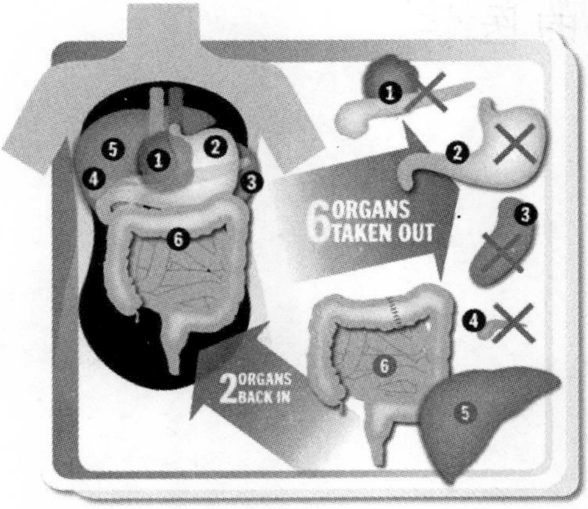

小肠，多达 6 个器官。

在仔细检查和评估了 Meredith 的情况后，加藤医生决定做这个手术。

2011 年 6 月 5 日，一场长达 20 个小时，有 3 支外科医生小组轮替参与的手术开始了。加藤医生切除了 Meredith 的胰腺、胃、脾、肝脏、胆囊，和部分小肠后，胰腺、胃、脾、部分小肠被丢弃，剔除肿瘤后的肝脏和小肠重新移植回体内，吻合后，完成手术。

手术一年后，Meredith 已经开始每天步行 3 公里，也开始独自开车，长途旅行，健康状况一天天稳步提高。最近的检查显示没有肿瘤复发的迹象，Meredith 渐渐回复到正常生活了。

匪夷所思的现代医学

现代医学得益于生物、生化、物理、电子工程、计算机、材料学、数学，几乎各门学科的进步而进步，诊治手段日新月异，许多曾经是神话一般的传说陆续进入了实际临床，创造出一个又一个的奇迹来。

变脸

1997年吴宇森导演的电影《变脸》轰动一时。人们为电影中完整替换脸部的科幻想象津津乐道,为编剧的无边想象力而惊叹。

然而,这一幕正在世界各处成为了现实。

1997年,美国维吉尼亚州西北的乡村,22岁的男子Richard Norris在家里短枪走火,将他的右半边脸、嘴唇、鼻子、牙和下颌骨轰得粉碎,从此不见天日。漫长的十几年黑暗中,Richard不敢白天出门,因为没有脸的他走到哪里都会吓跑周围的人。在经过了无数次整形手术后,已经走到了无形可整的地步。2005年法国的世界第一例半脸移植手术的消息传来,Richard又有了新的希望。2012年3月,马里兰大学医学中心对Richard实施了全世界最为复杂最为广泛的全脸移植。手术长达36小时,有超过150名医护人员参与。他整个脸部,从头皮到颈部,包括牙齿、舌头、鼻子、上下颌全被换上来自于21岁的死于汽车事故的Joshua Aversano的捐赠。手术后一周,Richard已经开始有部分嗅觉,也开始自己刷牙了。术后两年后,他恢复良好,开始习惯于自己的新脸。

还有更加有想象力的医学奇迹。

以牙还眼

1997年,英国的Martin Jones在一次工作事故中,滚烫的熔化的铝在他的脸部爆炸。他全身37%的皮肤烧伤,左眼不得不切除。右眼得以保留,但是角膜被烧伤,不再是透明的,所以他完全失去了

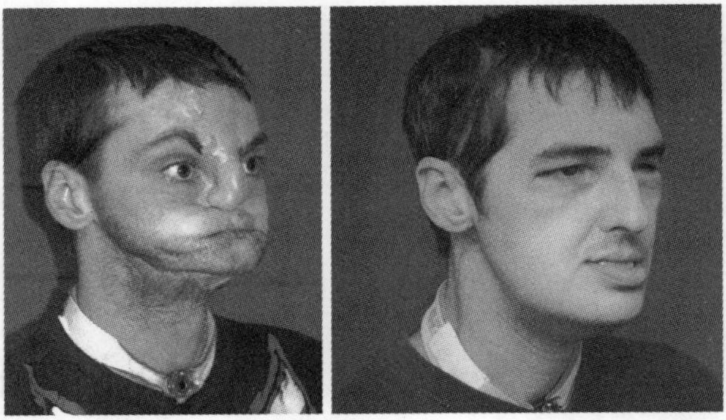

（左图是多次整形后的 Richard，右图是现在的他）

视力，成了盲人。之后的多年，他生活在黑暗中。英国的医生们曾试图用干细胞重长一个透明的角膜，以失败告终。人工合成的透镜无法在眼内固定，用人工合成的塑料制品又会出现排斥反应。这一切的困难让医生们一筹莫展。直到 2009 年，英国 Brighton 的眼科医生 Christopher Liu 带来了石破天惊的科幻一般的手术，让他重建天日。

医生们取出了 Martin 的一颗犬牙，打磨后，钻孔，将合成的晶状体镶进牙齿中间。然后从他的口腔内侧取出一小块黏膜，移植到眼眶。两个月后，移植到眼睛的黏膜开始稳定生长，存活了下来。这时候，医生们才将已经镶有晶状体的牙齿移植到眼球中新长出来的黏膜组织中，用新的组织固定住了牙齿。随后，在盖住牙齿的新的角膜中间开了一个小洞，让光线从牙齿中间的晶状体透进来。手术进行了 8 个小时。几周后，医生解开了缠绕在 Martin 头部的绷带。生活在无边黑暗中 12 年的 Martin 第一次看见了站在床边的妻子，激动万分。现在的 Martin 虽然常常仍会惊吓到陌生人，因为他的眼睛看起来像来自科幻电影中的异形人一样，但却已经开始享受光明带来的幸福了。

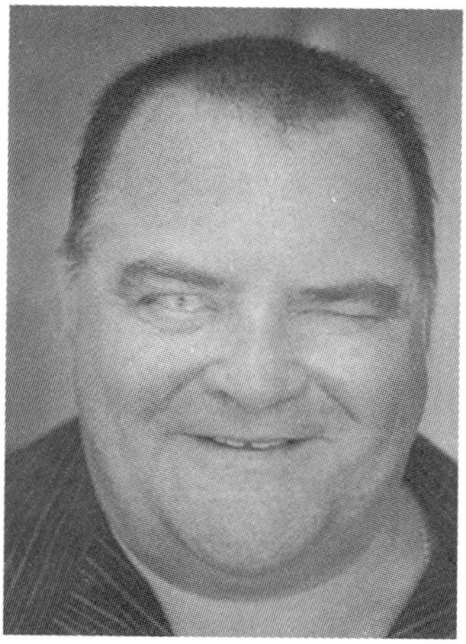

这称得上以牙还眼吧。

无心的比干

《封神演义》中，忠臣比干死谏纣王，被处以剜心之刑。比干受姜子牙的法术保护，剖出心脏后仍然不死。出宫后，在路边遇到卖菜老妇，比干问“人若是无心如何？”卖菜妇人回答：“人没心怎么还能活？”比干顿时一命呜呼。

因为我们都知道，心脏是人体最为重要的器官之一，没有了心脏当然会死掉。

然而，现代医学却挑战了这个常识。

2007 年，北卡的 13 岁的小女孩 D'Zhana Simmons 被发现患有严重的先天性心脏病，无法存活。无奈之下，小 Simmons 来到了迈阿密做了心脏移植。不幸的是新的心脏没有正常工作，而且有随时破裂的危险。医生不得已取出了新的心脏。然而，下一个捐赠心脏没有那么容易找到，只能等待。这一等，就是一百多天。这一百多天，小 Simmons 靠着人工心脏泵存活。每当她要移动，需要 4 个人协助，其中一个人需要推着有复印机大小的泵，以维持她的生命。118 天后，新的心脏到达，移植成功。小 Simmons 脱离了机械。现在已经出院，回到了正常生活。

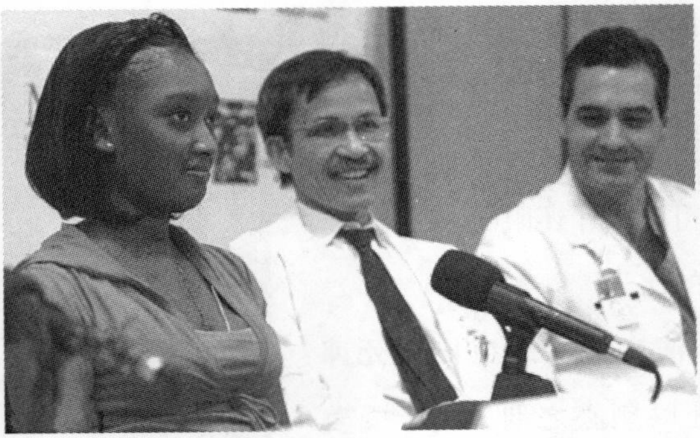

这是第一个未成年人完全无心存活 4 个月的例子。

还有更厉害的。

Jakub Halik 是一个车臣的消防员。2012 年被发现患有心脏恶性肿瘤,不得已切除了心脏。又因为这个恶性肿瘤,他无法使用心脏移植所需的免疫抑制剂,也就没法进行心脏移植。拿掉了心脏,又不能移植一个新的心脏,只有等死吧。Prague 的医生做了两个塑料的机械心脏,分别替代左右心的功能。因为新的机械心脏不像真的心脏那样脉冲泵血,所以他的周身上下摸不到脉动。不知道的人会被吓一跳。术后 Jakub 恢复良好,每天在医院走来走去,甚至去健

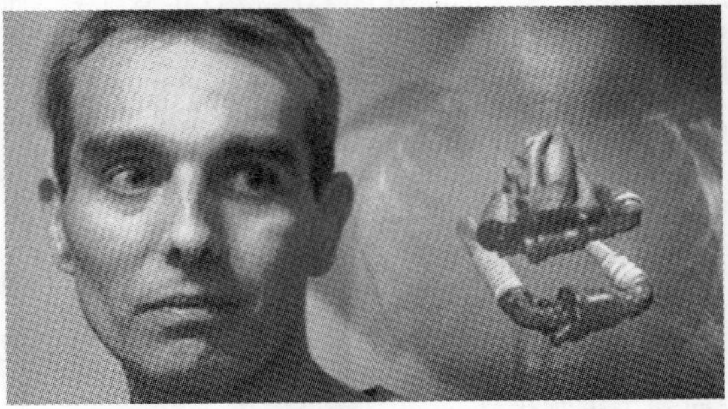

身房锻炼，看上去与常人无异，除开他去哪里都得带着一盒电池。不幸的是，他无心存活了 6 个月，却死于肝衰竭。

切掉大脑？

心脏虽然重要，但毕竟可以用机械暂时代替，大脑没了可就没有东西可以替代了。

Cody Fairchild 是一个密西根州的 8 个月大的婴儿。2004 年生下来就出现无数次的惊厥。去医院检查，发现是患上了罕见且凶险的恶性癫痫，一天惊厥最多可以达 300 次。药物不能取得有效的控制。密西根州儿童医院是世界唯一一个有专门针对儿童用的颅脑 PET 扫描的医院。扫描结果显示左半侧大脑的后部有大片的异常区，大约占了左侧大脑的 60%。唯一的根治办法就是切除。可是切除掉 60%的一侧大脑，前无古人。密西根州儿童医院的医生还是做了。手术分两步进行。第一步打开颅骨后，120 个电极放进了大脑，布满整个左脑。这些电极监控大脑的电信号，所以就可以清楚地知道是哪些部位的异常导致了癫痫的发生。4 天后，第二次手术开始。他的左侧大脑的大部分前页，一部分枕页，和全部的颞叶被切除，占左侧大脑的 60%。现在这孩子 10 岁，恢复良好。神奇的是他本来应该在左侧的语言功能获得了代偿，转移到了右侧，他已经可以说一些简单的话，也能与他人交流。癫痫再几乎没有发作过。因为他的幼小，残存的右侧大脑发挥了强大的代偿作用，预期他不会出现严重的智力障碍。

切除心脏

1999 年，纽约州的 57 岁的 Joanne Minnich 患上了罕见的心脏

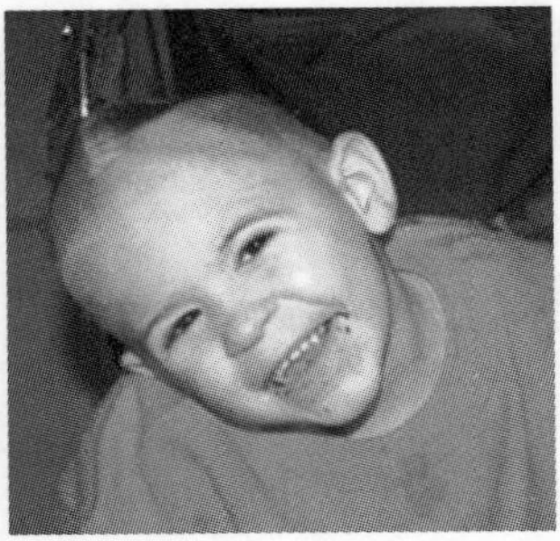

(现在的小 Cody)

恶性肿瘤。肿瘤位于她的左心房，柠檬大小，而且生长迅速，非常凶险。通常唯一的选择是切除心脏，移植一个他人捐赠的健康心脏。然而，移植心脏需要使用抑制免疫功能的药物，而这种药物对她的恶性肿瘤只会是雪上加霜，同时恶性肿瘤的快速进展也让Joanne没有时间等。这时候他们打听到休斯顿 Methodist DeBakey 心脏中心的外科医生 Michael Reardon 在试验一个新颖的手术：自体心脏移植。顾名思义，就是将自己的心脏切除，在体外剔除肿瘤后，再移植回体内。好处显而易见：没有异体心脏的排斥反应，也不用等待心脏来源。但是难度比异体移植难了很多。同年的 11 月 14 日，Joanne 接受了 Reardon 医生操刀的世界第三个自体心脏移植术。手术进行了 7 个小时，在使用药物让心脏停止跳动后，她长了肿瘤的心脏被切除拿出胸腔，放置在装了冰块的容器中，剔除了总共三个肿瘤，又用牛心的组织修好了残缺的心脏，然后又迅速移植回原来的地方。两周后，Joanne 出院了。

机械眼机械耳

科技的进步，往往首先应用于医学和军事。一个救人一个杀人。无数好莱坞的科幻电影中，半机械半人的人得助于机械的超强能力，拥有了超人一般的能力。《机械战警》电影里，半人半机械的警察墨菲就是这样一个例子。

实现也许已经不远了。2013 年，美国食品药品监督局 FDA 批准了加州一家公司生产的人工眼，The Argus II。这完完全全就是科幻中的电子眼。这个装置外观就如普通眼镜，戴在眼前，内置的镜头可以将捕捉的光信号转成电信号，然后通过无线传输到提前植入到盲人眼内视网膜上的接收器，这个接收器将光电信号转换成大脑可以理解的电生理信号，再通过视神经传递进大脑皮层，在大脑形成视觉。现在是第二代产品，盲人戴上后可以看见大概物体的形状，也能读较大的字。当然，这个还在更新和提高中，据说下一代清晰度更高。虽然还不尽如人意，但是对于生活在无边黑暗中的盲人来说，能看见人的样子，能分辨大致的物体，已经是石破天惊的一大步了。

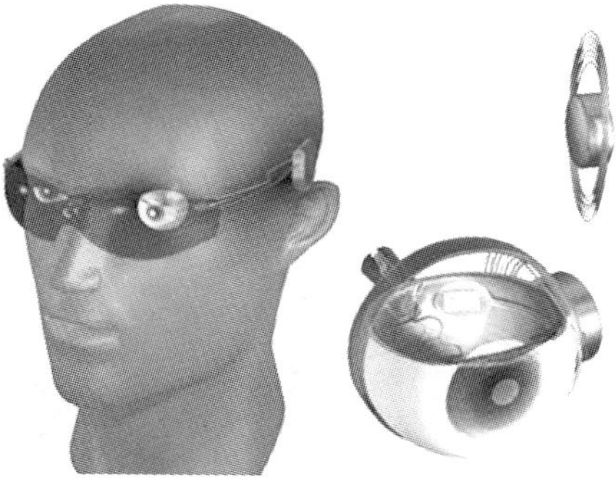

这是电子眼。电子耳也已经用在临床了。

Grayson Clamp 是一个美国的小男孩。2010 年出生时，就发现有先天性的听神经缺失。这是一个罕见的疾病。听神经就是内耳中将听觉的声音信号传递到大脑的神经，没有这个神经，外界的声音就没法传到大脑，也就没有听觉。他是先天性耳聋。之后曾经试图做听神经移植，可惜手术没有成功。2013 年，Grayson 加入了位于北卡罗莱纳州立大学医学中心的一项临床试验。3 周后，他成为美国历史上第一个接受听觉脑干移植的孩子。这个手术先将一个微小的芯片植入到他的脑干（除开大脑小脑之外的脑），以绕过缺失的听神经。外界声音通过外置的麦克，转换成电信号，传入脑干耳蜗神经核，替代了缺失的神经。大脑接受到声音的信号后，就会形成听觉。2013 年的 5 月，术后数日，当小 Grayson 的明知他耳聋也坚持收养他的养父母和医生们围在他身边，他的父亲在他背后轻轻说了一声："我爱你"。第一次听到声音的小 Grayson 猛地回头，张大了嘴，被突如奇来的声音惊住了。他的父母亲却是热泪盈眶。

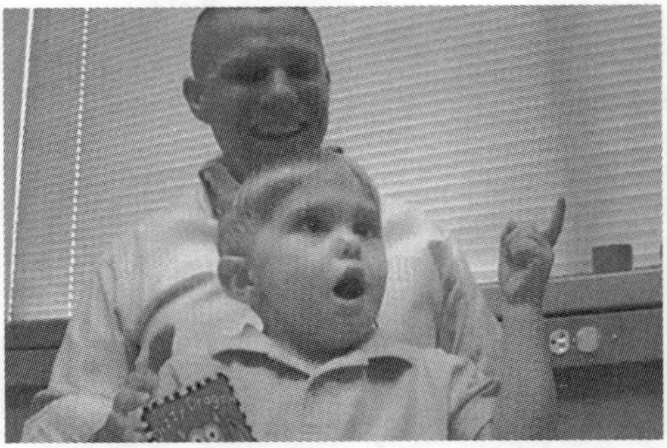

艺高人胆大

Angela Marsh 是一个英国 27 岁的女性。2012 年 5 月，她的常规体检发现她不幸患上了宫颈癌。她被送到曼彻斯特的 Christie 医院准备做宫颈癌手术。术前的检查却发现她怀孕了。她面临两个选择。要么就立刻手术，但失去孩子。要么就等到孕期满 40 周，生下孩子，但冒着癌症扩散的巨大风险。跟所有怀孕了的女性一样，Angela彷徨良久，难以下决心。这时候医生提供了第三个选择：切除宫颈，保留胎儿。这种手术在英国没有人做过，但Angela勇敢接受了。为了让胎儿更加成熟一些，成活率高一些，手术推迟到了孕11周的时候才进行。医生们小心地切除了患癌的宫颈，并用周围的组织再造宫颈，以守住胎儿。之后是漫长的29周。Angela不敢抱太大希望孩子会安然无恙，甚至都不敢准备孩子的衣服。孕40周的时候，一个健康的7磅重的男孩安然诞生，一切正常。孩子今年两岁了。

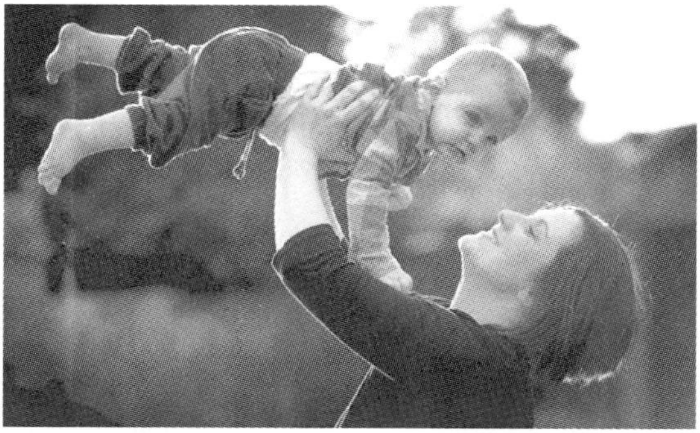

孕期做子宫手术虽然在英国是首例，但在美国却不罕见。更加大胆的手术一个接一个出现。

两次出生的孩子

德州的Chad和Keri McCartney夫妇见到陌生人总会讲他们的女儿出生了两次。不明就里的人会以为他们是指宗教中的再生。但其实他们美丽可爱的女儿Macie Hope的确出生了两次。2008

年，Keri McCartney 怀孕 23 周时常规 B 超发现胎儿长了一个巨大无比的非常罕见的骶骨畸胎瘤，甚至比她的身体还大。如果等到孕期成熟生下来再处理，恐怕孩子不能支撑到那一天。然而这种肿瘤根治的唯一办法是手术切除，在子宫内的胎儿怎么手术呢？德州儿童医院的医生可谓艺高人胆大，做出惊人的决定。在孕 25 周的时候，他们给 Keri 做了剖腹产，通过加大剂量的麻醉，让子宫肌肉完全放松，剖开腹壁后，将整个子宫搬出体外，避开胎盘，切开子宫，将 25 周的胎儿从子宫中取出，20 分钟内切除了肿瘤，再将孩子放回子宫，重新缝合。第二次出生发生在孕 35 周。这一次是常规剖腹产。孩子健康，6 磅。母子平安。父母给这个大难不死的孩子取名 Macie Hope，希望。现在小希望已经 6 岁，健康活泼，除了背上的手术疤痕，和普通孩子没有什么两样。

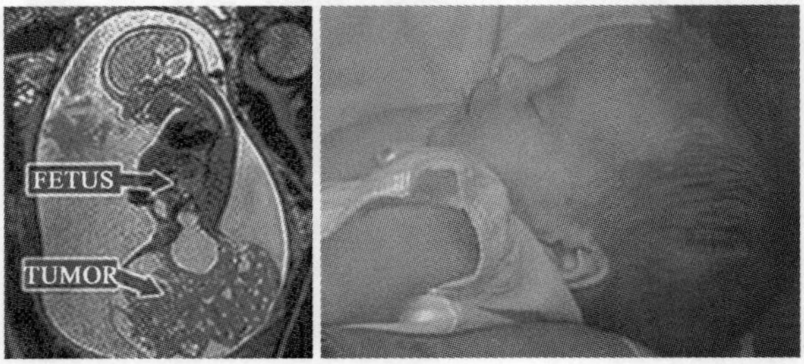

2009 年，瑞士。满怀喜悦，怀着双胞胎的年轻夫妇 Shannon 和 Mike Gimbel 遇到人生最大最艰难的抉择。医生告知他们的双胞胎女儿患上罕见的 Twin-To-Twin 综合征。这个疾病极端罕见，俩孩子的血管相接，互抢营养。如果不做干预，有 80%—90% 的机会会是一个死去或者两个孩子都死去。医生建议他们放弃比较弱的那个孩子，宫内注射致死，将生的机会留给另一个。俗话说手心手背都是肉，作为父母，这个决定实在太艰难。彷徨无助的 Gimbel 夫妻俩挣扎很久，难以下决心。这时候，他们的医生，Kent Heyborne 医生提供了另一个选择。他替他们联系了坐落在美国盐湖城的 St. Mark 医院的妇产科医生，并邀请他们到瑞士协助手术。他们要做的是一个充满风险的手术。宫内激光烧灼封闭血管。也就是用激光在子宫内堵死那根连接俩孩子的血管。两个月后，俩孩子安然诞生。

与时间赛跑

2013 年，英国 Barnsley。满腔喜悦的 Maureen Wyatt 和 Simon Roberts 夫妇被告知她们还在腹中的孕期 33 周的双胞胎女儿的其中一个，小 Isabel，颈部长了一个巨大肿瘤，占了体重的 1/6，严重压迫气管。因为在子宫内孩子通过脐带吸收养分，不需要自主呼吸，但是一旦降生，失去了脐带的供氧，被肿瘤严重压迫的气管无法工作，这个孩子没有存活的机会。医生决定跟死神赛跑。几周后，集合了两家医院的最优秀的外科医生开始了英国史上第一例特殊的手术。医生们剖开 Maureen 的子宫后，将没有肿瘤的健康的孩子拿出来之后，把小 Isabel 的头托出子宫，让身体与胎盘相连。通常胎盘只能提供不到 5 分钟的血供，而且还可能随时停止。生与死只在这几分钟。麻醉医生 Ayman Eissa 果敢准确地插入了气管插管，扩开气道，小 Isabel 开始自主呼吸。孩子得救了。10 天后，小 Isabel 再次接受手术，切除了颈部巨大的恶性肿瘤。7 周后，夫妇俩带着两个孩子平安回家。

现代医学得益于各门学科的飞速进步，对人体的认识越来越深入，而工程学材料学等的进步又让一个又一个不可能的治疗手段成为可能。我们有理由相信，越来越多的医学奇迹会一个接一个上演。

不治疗，去坐牢

强制治疗

先讲一个故事。

2009年初春，美国明尼苏达州。13岁的小男孩丹尼尔·豪瑟尔(Daniel Hauser)感觉疲倦不适，持续低热不退。他的父母担心他染上了什么病，于是带他去看医生。诊断的结果却犹如晴天霹雳，他患上了儿童何杰金淋巴瘤，俗称的淋巴癌的一种。不幸中的万幸是这种肿瘤化放疗效果非常好，如果及时开始化疗，他完全缓解甚至治愈的几率可达90%。但如果放任不治疗，则几乎肯定是死路一条。一家三口被这个突如其来的疾病震得茫然无措。

似乎接受化疗是唯一也是最合理的选择，然而，丹尼尔的父母隶属于一个叫做Nemenhah的美国原住民部落。这个部落的人相信本地流传千百年的原住民的古老医学：以天然草药为基本的部落医学，属于现代医学之外的的替代医学的一种，也可以称为"美医"。在勉勉强强接受了一期化疗之后，他的父母亲决定终止化疗。一是因为化疗之后的副作用，他们不忍心看到孩子承受痛苦，二是他们希望且相信原住民的草药疗法效果更好。他们不知道的是该宗教组织的领袖 Philip Cloudpiler Landis 本人曾经因为虚假宣传疗效被判入狱 4 个月。加上丹尼尔自己都没有觉得自己生了病，更加不愿意接受化疗。于是，他们很快办了退院手续，回到家里准备接受自然草药治疗。

按照美国的法律，孩子的医疗决定权由父母决定。既然父母做出此决定，医院通常无权干涉。然而，他们刚离开医院，该医院就将他们告上了法庭。理由是父母的此决定将置孩子于不利，伤害他的生命。

同年 5 月 19 日，地方法院法官约翰诺丁堡宣判决定，丹尼尔父母的举动构成了医学忽视，命令他们在 3 天之内回到医院接受进一步的检查和治疗，但鉴于他的父母平日没有虐待忽视孩子的表现，允许父母继续作为监护人照顾他的日常生活。

丹尼尔的父母难以接受，一夜之间，一家三口逃到了南美，躲了起来。5 月 20 日，法庭发布了逮捕令，并通缉丹尼尔的父母。法庭命令他们立刻回来自首，否则将剥夺他们的监护权并面临牢狱。

5 天后，丹尼尔的父母老老实实带着他回到了医院。11 月丹尼尔完成了全部的治疗。目前状况良好。

婴儿张三法

不了解美国医疗法规的读者可能会无法理解也无法接受，美国号称尊重个人人权，尊重私权的“灯塔国”，何以法庭有权干涉父母对于孩子身体的决定权呢，何况是在孩子自己也不愿意接受化疗的情况下？

理解这个，还得从另一个故事说起。

1982 年 4 月 9 日，美国印第安纳州，一个新生儿降生了。这个孩子后来被媒体称为 baby Doe。Doe 在英语里相当于中文的张三，也就是没有名字的人。婴儿张三满心欢喜的父母却很快发现晴天噩耗，这个孩子不幸患有唐氏综合征，外带食道气管瘘。食道气管瘘就是食道下端闭塞，但却与气管相通，无法进食。当然，这种情况是可以通过手术修正的，修复后他可以正常饮食。但唐氏综合征带来的一系列先天缺陷却让这个孩子面临无穷的困苦。虽然医院表示有这个能力完成手术，也愿意提供长期的监护和治疗，但是到底是留还是放弃却让这对新晋父母伤透了脑筋。就在他们彷徨无助之际，产科医生提出了一个残酷但也许是更加现实的建议：因为唐氏综合征和食道气管瘘的存在，这个孩子即便存活，以后的生活质量也会很差，智力低下，面临的将是无望的未来。他认为为了保存小张三的不健康且缺乏快乐的生命，现在过于积极的努力是不值得的，而且这个孩子将会是父母一生的沉重负担。所以他暗示他们，如果只是消极地不做治疗，这个孩子要不了几天就会因为无法进食死去，长痛不如短痛。无助的父母考虑再三，无奈且痛苦地同意了。

但医院伦理委员会不同意小张三父母的决定，将他们告到了地方法庭。结果地方法庭裁定：父母有权对于自己孩子的医疗选择做出决定，包括不做治疗的权利。医院执着地又上诉至州最高法庭。最高法庭的法官以 3 比 1 的投票决定仍然支持地方法院的判决，同意父母消极地让小张三死去，因为权衡利弊，父母有权做此决定。

在此案期间，由于媒体的广泛报道，全美有不少于10对夫妇表示愿意收养小张三，即便明知他有这些严重的疾病。但张三的父母不改初衷。医院没有放弃，二审判决后又着手准备上诉至美国联邦最高法庭。遗憾的是，就在准备上诉的过程中，来到人世间才仅仅6天的小婴儿张三由于缺乏积极的治疗，又没有得到营养补充，终于还是死了。

这一悲痛的消息传出来，立刻引发了美国人的广泛讨论。因为这触到了美国的法律和伦理的基石，即对于一个尚不能自己做出决定的婴儿，他或她的父母是否有权利做出让他自然死去的决定？一个孩子如果患有先天疾病，是否他的生命就没有其他健康孩子有价值，他的存活就是不值得的？

当时的在任总统是里根。这件事也惊动了里根总统，但即便是总统，也无权对医疗法指手画脚。他震怒之下，居然动用总统行政权力，命令美国卫生署停止提供联邦研究经费给那些允许残疾婴儿消极死去的医院。

当然，事情不可能只停留在总统的行政命令上。很快，在1984年10月，国会通过了一项新法，史称“婴儿张三法”（*Baby Doe Law*）。这是对于儿童虐待法的补充，对于患有严重疾病或者残疾的婴儿的治疗做出了法律界定。新法规定，在特殊情况下，为拯救儿童的生命，医生可以无视父母的主观愿望，进行强制治疗。此法扩宽了儿童虐待的定义，将不提供水分、食物和必要的医学治疗也划归虐待。1985年6月1日此法生效。

医疗的自主权

那怎样理解这个法律呢?

医学伦理的原则包括:1. 尊重自主权,即病人有无可辩驳的权利做出对于自己身体的医疗决定。只有在因病丧失了正常判断能力时,才需要由病人授权的第三者或律师接替此项权利,替代病人本人做出医疗决定。其他任何机构和个人,包括医院、医生、政府部门,都无权干涉;2. 受益原则,即医疗的实施必须是基于让患者本人受益的基础上的,比如强制结扎就是违背此原则的;3. 不伤害原则,所有的医疗措施必须基于不伤害病人利益的出发点;4. 公平原则,即同一疾病不能因种族、社会地位、经济地位而采取不同医疗处理。这四个医疗的基本原则构成了医疗法的基础。

然而,当患者是未成年人时,第一原则的自主权原则就有了不同的解读。因为未成年人心智尚未成熟,法律意义上不承认他们有能做出事关生死的重大决定的能力,而理智和心智成熟是自主权原则的前提条件。当孩子进入少年期,他们开始发育,渐渐有部分判断能力,会对于自己的医疗提出部分合理的意见,做出自己的决定,此时父母和医疗机构都要尊重孩子自己的意愿。但是,这个法律同时规定,只有在法律上认定某些特殊情况下未成年人已经有了做出医疗决定的能力,比如未成年但已婚,或者已经有了自己的子女,或者经济独立,不依赖父母而独立生活,才可以自己做出接不接受医疗的某项举措的决定。否则,决定权在监护人或父母。但即便如此,监护人或父母做出的医疗决定也必须是在医学上有利于孩子利益的基础之上,合理揣测成人在同样情况下可能做出的自我选择。

1949年,美国最高法庭联邦大法官在一次判决中写了这样一句话:“宪法不是一个自杀的契约,有时候个人权利得让步给现实。”宗教信仰的自由,以及父母教育子女,替孩子做出选择的自由,有时得让位给孩子的生命权。一个成人有权对自己的身体做出医疗决定,医院和法庭不得干涉,但是未成年的孩子在法律意义上是没有足够的成熟思想做出事关生死的医疗决定的,如果父母做出危及孩子生命的错误决定时,法庭不但有权力,也是有义务必须介入以保护孩子的利益。换句话说,就是法律必须保障未成年人在成年后还有机会(还活着)决定自己的生死,所以在他们心智成熟之前,他们的父母就只能失去让他们死的权利。

逃避化疗

无独有偶,2012年,明尼苏达州8岁的女孩莎朗帕里森被发现患上了脑瘤。小莎朗在芝加哥的医院接受手术切除了90%的肿瘤后,又进行了第一个疗程的放射治疗。效果不错。医生建议做进一步化疗。但她的父母拒绝了,因为他们决定回去寻找替代医学的医生进行纯天然的草药治疗。芝加哥的医生立刻联系了儿童保护署。儿童保护署告诉她的父母,如果拒绝化疗,他们可能会被告上法庭。面临这种胁迫,她的父母只好留下来做了第二个疗程的化疗。遗憾的是,小女孩对于化疗药物反应很大,恶心,呕吐非常严重,第一次化疗后睡了足足22个小时。于是她的父母毅然决定终止化疗,要求出院,打算回去接受命运的安排。当他们将这一决定告诉主管医生后,儿童保护署很快再次介入,将莎朗父母告到了法庭,请求法庭强制命令接受治疗。这是基于医生的医学判断:继续化疗下去,小莎朗的存活机会很好，但如果放弃化疗，求助于疗效不确定的草药，则显然有损莎朗的存活希望，耽误一天，她的机会就少一分。

7 月 30 日，莎朗的父母决定去法庭争取自己作为父母亲对孩子医疗措施做决定的权利。结果激辩之后，法官告诉莎朗的父母，如果他们不继续治疗，很有可能会失去对孩子的监护权，孩子将交给法庭指派的律师监管。

显然不想失去监护权的父母，虽然不满，却也只好妥协。法庭允许他们寻求第三方的肿瘤专家的意见，以便获取第三方中立的医疗建议。基于对小莎朗有益的考量，几位医生和她的父母反复商量之后，决定换一个温和一些的化疗方案，减轻化疗的副作用，但同时尽量保证有效性。

化疗进展很顺利，小莎朗目前情况乐观。

当宗教遇到医疗

阿米什人是一群生活在美国的很特殊的人，大约人口有 25 万，主要居住在美国的俄亥俄州和宾夕法尼亚州。他们恪守基督教清规戒律，几乎拒绝一切现代社会的事物，不用电，不纳税，不服兵役，不用电话，出门坐马车，也几乎不接受现代医学的诊治，包括疫苗。

2013 年的夏天，一位 10 岁的阿米什女孩，莎朗·海森堡，不幸被诊断为白血病。遇到这种致命的疾病，即便是阿米什，也只好踏入“肮脏的”红尘世界，接受现代医学的治疗。她的父母将她带到位于俄亥俄州的 Akron 儿童医院接受治疗。第一个疗程的化疗之后，血细胞效果明显。然而，同样的，化疗的毒副作用让小莎朗苦不堪言。她极端崇尚自然、过着不沾红尘的阿米什人的父母看着女儿化疗后的痛苦，决定出院回家，接受本地教士的自然疗法，使用草药和维生素。医生们一再劝说，明确告诉他们，如果不继续接受化疗，她注定活不过一年。但她的父母决心已定，办了手续出院。

医院没有权力强制不让病人出院，只好眼睁睁地看着他们一家三口离开。他们刚刚离开医院，医院就飞速将她的父母告上了法庭。随之而来的就是双方多次上庭争辩。莎朗的父母亲一再强调，他们之所以放弃化疗，不是仅仅由于宗教信仰，而是不能忍受看着女儿化疗后出现的副作用。然而，同年10月，法官依然裁定，父母的信仰和自我认识不能超越州法对于儿童州民的保护，在此特殊情况下，为了保护儿童的利益，只好无视父母的信仰和个人世界观。如果坚持不回医院化疗，他们的监护权将被剥夺。

宣判之后不久，莎朗的父母就带着她销声匿迹，逃离家乡，不知道躲到哪里去了，据称是逃到了墨西哥。法庭一再通缉，仍不见回来，于是宣布剥夺莎朗父母的监护权，莎朗的监护权交给州府指派的律师同时又是注册护士的玛丽亚·琪莫尔，之后莎朗的一切医疗决定交由琪莫尔律师决定。

裁定是裁定了，找不到人，律师也没有办法强制治疗。所以一直拖到了第二年。莎朗的父母躲在南美通过律师发话：如果法庭不取消律师监护人，恢复父母的监护权，他们就一直躲着不出来。

2014年1月，法定监护人律师琪莫尔出于对孩子健康的考虑，因为不出来就只有死亡的悲惨结局，决定放弃监护权，还给她的父母，期望他们因此回来接受治疗。2月，法庭妥协了，接受了律师的申请，取消律师的监护权，监护权交回父母。莎朗一家终于可以回来了。

然而，遗憾的是，到目前为止，仍然没有莎朗一家归来的消息。

人权和法律的较量

那到底个人的医疗选择权和社会出于保护儿童的道德需求以及法律规范该怎样达到合理的平衡呢？即不轻易侵犯父母亲对于自己子女生活做出决定的权利，又在适当时候介入家庭事务，逾越父母的监护决定权，甚至剥夺父母的监护权呢。

医院和法庭“多管闲事”，不顾父母的反对，甚至不顾孩子本人的反对，强制进行治疗，这样的事情在当今中国是不可想象的。即便是在法律至上的美国，虽然人们习惯于遵从法庭的判决，但对于上述的几件事也是引发了广泛的讨论和争议。

在我看来，中美间这种巨大的差异源于父母亲对于孩子所属权的理解的差异。我们古来就有“不打不成器”、“棍棒之下出孝子”的说法，孩子是自己的孩子，当然父母可以替孩子做出一切决定，打是亲，骂是爱，他人无权干涉，人们也常常以“清官难断家务事”对别人的家庭事务采取无可奈何不加干涉的态度。然而，这样的行为在美国，却可能是触犯法律的。在美国时有因为教育而打骂孩子的父母被捕的新闻见诸报端，即便是在我们看来是“为孩子好”的打屁股式的轻微惩罚，甚至因为疏忽大意而导致孩子意外受伤也可能导致父母亲锒铛入狱，或者只是将孩子单独留在家里父母也是会被捕的。这样的法律源于这样一个社会理念：孩子不只是你的孩子，也是一个独立的法律意义上的社会个体。即便是父母，对待孩子这个社会个体也没有超越他人的打骂特权，相反有照顾的义务。因此，遇到上述这样的医疗矛盾，生病的孩子被当成一个独立的社会人加以考量。因为孩子的心智不够成熟，无法做出自己的事关生命的重大决定，社会和法律就有义务保护孩子的利益。如果父母做出显然会伤害孩子自身利益或者危及生命的医学意义上的“错误”决定，法律就会介入，而不管父母的初衷是善是恶，必要时候甚至会动用法律武器强行剥夺父母的决定权，将决定权交给法庭指定的第三方。

尊重个人自由，也尊重父母对孩子生活的决定权，但同时将无法做出自我理智判断的儿童视为独立的社会人，凡是侵犯到儿童利益的行为，都将被法律所阻拦，即便是亲生父母。这才是儿童保护的意义所在，也是美国社会中时时出现的违背父母意愿对儿童进行强制治疗的司法和民意基础。

真实的“神农”Barry Marshall

今天，我们都知道幽门螺杆菌是导致胃炎胃溃疡胃癌的罪魁之一。

幽门螺杆菌是一种螺旋状的杆菌，大约长 3 微米，直径 0.5 微米。大概有一半的人胃内会有幽门螺杆菌生存，但是有大约 85%的人一生不会出现任何症状，所以也就不知道。感染幽门螺杆菌的人，一生中有 10%—20%的机会会发展成消化性溃疡，而其中 1%—2%的人还有可能发展成胃癌。

今天不讲病理生理，也不讲胃病的防治，讲一讲发现幽门螺杆菌的曲折经历。

因为胃液的强酸性，幽门螺杆菌很聪明地利用它的螺旋状结构，钻透胃粘膜表面的粘液，寄生在粘液中靠近胃黏膜上皮的相对中性的环境中。正是因为胃液的强酸性，早期人们都认为没有细菌能在极酸的胃液中生存。一直以来，胃炎胃溃疡都被认为是因为压力，应急，或者辛辣食物所导致的。

直到 1875 年，德国的解剖学家发现了胃黏膜有螺旋样细菌的存在。他们曾试图分离培养这种细菌，可惜没能体外培养成功。慢慢地这种螺旋样细菌就被人们淡忘了。

1893 年，意大利的 Giulio Bizzozero 博士也观察到胃粘膜表面有一种螺旋状的细菌存在，可惜，他没有更进一步研究它。

1899 年，波兰的 Walery Jaworski 从灌胃液中发现了螺旋状细菌，他称之为小铍弧菌。他猜测这个细菌可能是胃炎的致病因。这是世界第一个提出此学说的人。此说甚至被收进当时的《胃病手册》。遗憾的是，他是用波兰语发表的文章，没引起足够重视。可见，学好外语是多么重要。

20 世纪早期，世界各地的医生或学者陆陆续续都发现了胃粘膜表面的这个螺旋状的细菌。但是 1954 年美国的 PALMER 博士检查了 1180 个胃病患者的胃黏膜标本后，却没有发现可靠证据显示这种细菌的存在。这篇文章发表在著名的 *Gastroenterology* 杂志上，给幽门螺杆菌泼了当头一瓢冷水。此后漫长的数十年间，不再有人提起这个话题。

直到 1975 年，STEER 博士在临床病理杂志上发表了一篇文章，描述他第一次用电子显微镜观察到了胃黏膜中的这种螺旋状细菌的真实存在，并提供了清晰的图像。这个论文再次将幽门螺杆菌热炒了起来。

1979 年，澳大利亚 42 岁的病理学家 Robin Warren 在病理标本中看到了这个细菌，对它产生了浓厚的兴趣。1981 年，他邀请当年只有 30 岁的年轻的澳大利亚内科医生 Barry Marshall 合作。

Warren 给了 Marshall 大约 20 个胃病患者的病理检查结果，结果均显示有一种螺旋状细菌存在。其中有一个就是 Marshall 的病人。这位病人之前抱怨胃部不适，常规检查却没有发现任何病变，所以 Marshall 将这个病人送到了精神科医生那里，给她抗抑郁剂治疗。当 Marshall 看到这个报告后，他意识到他之前的判断是不对的。

他尝试着给其中一位 80 岁的老胃病患者抗菌素治疗。两周后，这个老病号欢喜地来告诉他，他再也没有感觉到胃痛了。

Marshall 受到极大鼓舞。他开始投入大量时间，分离出这个螺旋状细菌，试图体外培养以证实它的存在和致病可能。可惜，屡试无果。因为他们没有意识到，幽门螺杆菌是不同的。他们常规只培养两天，两天后如果没有看见细菌，就果断抛弃了。

1982 年的东圣节，他俩又再次尝试，将细菌放在含有培养液的培养皿中，回家度假。也许是节日的气氛过于热烈，或者是他们本就不抱希望。欢快的节日让他们忘了实验室中还有细菌在培养。5 天后的周二，Marshall 接到实验室助手兴奋的电话，要他速来实验室。被遗忘的培养皿中出现了大量的细菌繁殖。他们终于培养成功了。(这说明休假有多么重要)

培养成功的 Marshall 和 Warren 欣喜异常，开始到处参加学会介绍他们的新发现，试图告诉医学界胃溃疡甚至胃癌可能是这种细菌引起的，根治细菌是治疗胃炎胃溃疡的有效手段。

Marshall 去了皇家澳大利亚医师协会年会，发表他们的这一重大发现。然而，他遭到的却是大多数医生的嘲讽或无视，此说被认为太荒谬了。那时的医生普遍认为胃病是压力或者辛辣食物引起的。没有人相信胃病会是细菌造成的。

他们没有气馁，给著名的《柳叶刀》杂志写信阐述他们的观点。可惜，换来的还是被无视。

然而，临床上观察到的越来越多的病例，让他们深信自己的结论。可惜，两个医生没有足够的经费进一步研究下去。Marshall 开始到处写信求助。这一撼动传统治疗方式的提议毫无意外地遭到了大多数药物公司的无视或者嘲笑。

最终，他俩得到了一家小药物公司赞助，开始做一些小型的临床试验。用抗菌素治疗后的胃病患者疗效显著，与之前的抑酸剂不可同日而语。

1983 年，Marshall 拿着他的临床结果来到了布鲁塞尔的"国际微生物学会"发表。

参会的微生物学家们被深深震撼了。

回来后，他俩再次给《柳叶刀》写了一篇完整的论文，阐述他们的观念。不出意外，论文被断然拒绝了。

此后，苦闷的 Marshall 到处参加学会，演讲自己的发现和观点。然而，抑酸剂当时是一个 30 亿美元的庞大市场。他所到之处，满是嘲讽和拒绝。

他俩于是试图在动物身上再现感染造成的胃炎模型。可惜，又是屡试屡败。

1984 年，Marshall 和 Warren 的论文终于得以在《柳叶刀》杂志发表，就是那篇石破天惊的论文《胃炎和消化性溃疡患者胃部发现的不明弯曲杆菌》。

同年，Marshall 来到美国参加学会，在大会上发表幽门螺杆菌学说。午餐时间，他听到周围一群各国消化科医生聊天时均嘲笑说，一个澳大利亚医生荒谬地认为有细菌可以在胃液存活且导致胃溃疡，真可笑。

Marshall 一怒之下，回到澳洲，拿起一大杯含大量幽螺菌的培养液就喝。几天后，他开始腹痛呕吐。5 天后，他被胃痛痛醒。10 天后胃镜证实了胃炎和大量幽门螺杆菌的存在。他此时才告诉他被吓坏了的妻子，他在自己身上做了实验。

1985 年，他俩将这一勇敢行为写成论文发表在澳大利亚医学杂志上。不可思议的是，即便如此，这边论文仍然没有得到应得的重视。这篇文章沉默了近 10 年。

在这沉默的十年间，Marshall 于 1986 年移民到了美国。美国媒体，如《读者文摘》，开始以“豚鼠医生用自己做实验，治愈了溃疡”为题报道。Marshall 的知名度开始上升，受到越来越多的关注。

1989 年，这个细菌被正式命名为幽门螺杆菌。

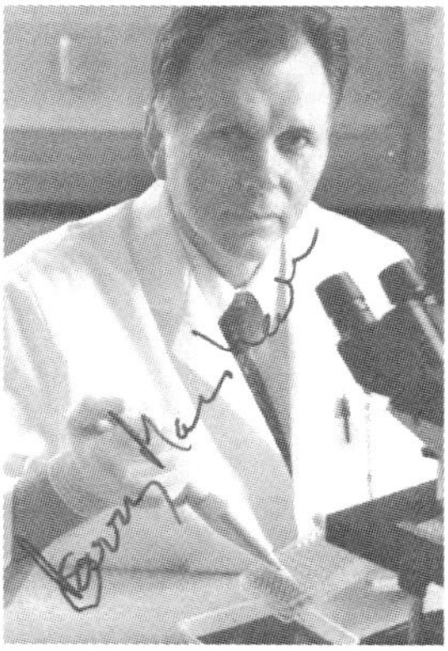

Barry James Marshall

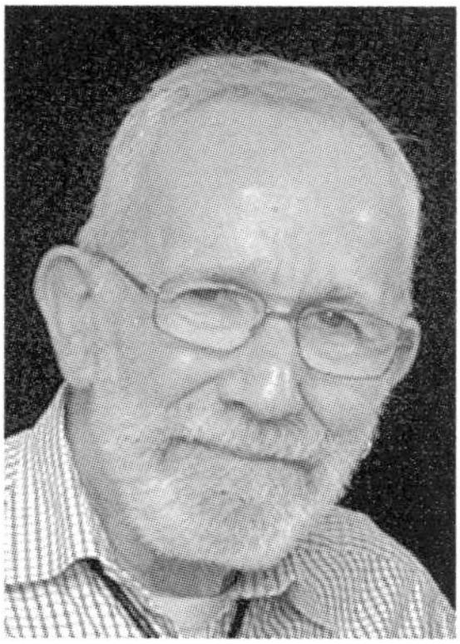

John Robin Warren

终于,NIH 和美国 FDA 开始接受并宣传这种新的观点。

到了 1993 至 1996 年间,全美的医学界开始转变观念。

Marshall 和 Warren 的名字开始见诸世界各大媒体。

1994 年,美国 NIH 发表了新的指南,承认大多数再发性消化性溃疡可能因幽门螺杆菌所致,建议使用抗菌素治疗。

2005 年,Marshall 和 Warren 因为这一发现获得了诺贝尔医学奖。

Marshall 医生可称得上有大智慧和大勇气。他的坚持和勇毅,造福了后世千千万万的胃病患者。

作为医学后辈,我向他表示崇高的敬意。

3D 打印：未来的医学

2012 年，美国俄亥俄州。刚生下来 6 周的小男孩 Kaiba Gionfriddo，开始出现呼吸困难，拒绝进食。两个月的时候，小 Kaiba 的症状越来越糟糕，已经无法自主呼吸了，医生必须给他插上气管插管维持呼吸。检查发现，小男孩患上了极端罕见的先天性支气管软化症，气管自行塌陷，无法自主呼吸，必须依赖气管插管生活，面临死亡威胁。无奈之下，父母四处求医。最后被介绍到了密西根大学医学院。该医院的医生们和研究人员们一再商讨之后，搬出了救命的仪器：3D 打印机。他们根据 CT 的 3D 成像，使用 3D 打印机用生物塑料材料打印了近百个气管支架。在得到美国食品药物监督局 FDA 的紧急批准之后，给小 Kaiba 移植了这个 3D 打印出来的气管支架。术后，小 Kaiba 开始了自主呼吸。7 天后撤离呼吸机。数周后，小 Kaiba 出院。再也没有过窒息危险出现过。这个气管支架是用可以降解的材料做成，3 年后即会自行吸收，到那时，他的气管也会发育成熟，不再需要支架了。

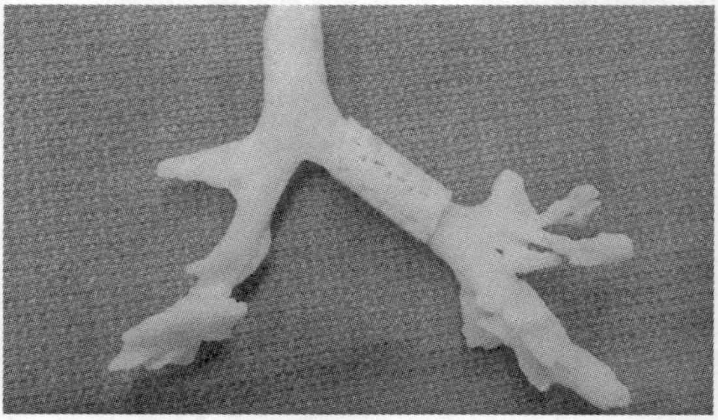

这是世界第一例 3D 打印的气管用于临床。

听起来像是科幻小说。

但是，如果想象一下有一天，我们可以用打印机打印出肝脏，或肾脏，甚至心脏。是不是更像科幻小说？

这正在成为现实。也许用不了几年。

先来简单介绍一下什么是 3D 打印。

3D 打印又叫累积制造技术，是一种利用计算机的数字模型为基础，使用粉末状金属或塑料或者其他等可粘合材料，通过逐层堆叠累积的方式来构造物体的技术。传统的打印是将油墨打印在纸上，只有 2 维。3D 打印就是一层层的将粘合材料累积上去，打印机根据计算机做好的模型，将材料堆积成立体的产品。与传统的机械制造主要通过削除材料完成产品的方式不同，3D 打印可以简单地做成以前很多不太可能或者复杂无比的产品。

最早的 3D 打印出现在 1980 年代，但是直到 2010 年代 3D 打印机才开始广泛出现。据统计，2012 年 3D 打印市场达到了 22 亿美元，从 2011 年上升了 29%。现在广泛用于建筑、制造、工业设计、汽车制造、航天事业，等等。但是正如所有的新科技一样，一项新的技术总是率先用于两个领域：杀人和救人。也就是军事和医学。

因为3D打印的小巧、方便、成本相对低，且可以通过选择不同材料，以及计算机辅助设计出复杂的结构，近些年3D打印已经在医学应用发展迅猛。打开了一扇全新的大门。

在这个领域，欧美当仁不让，领袖全球。打印人体器官也不再是梦想。2011年，北卡的Wake Forest再生医学研究所的Anthony Atala博士在TED演讲中展示了他们使用3D打印机打印出来的人体肾脏。他们使用培养出来的肾脏细胞作为打印材料，一层层将细胞打印在提前设计好的虚拟模型上。第一层是细胞，第二层是水凝胶用来粘合固定细胞。然后一层层重复，直到整个肾脏打印出来。等到细胞存活了，水凝胶被降解，留下来的只有细胞。这样细胞就形成一个完整器官结架。这个初期的肾脏再被移到培养器中，提供养分，促进生长。Atala博士的实验室已经观察到这个初期肾脏模型产生了尿样物质，表示已经有了部分肾脏功能。

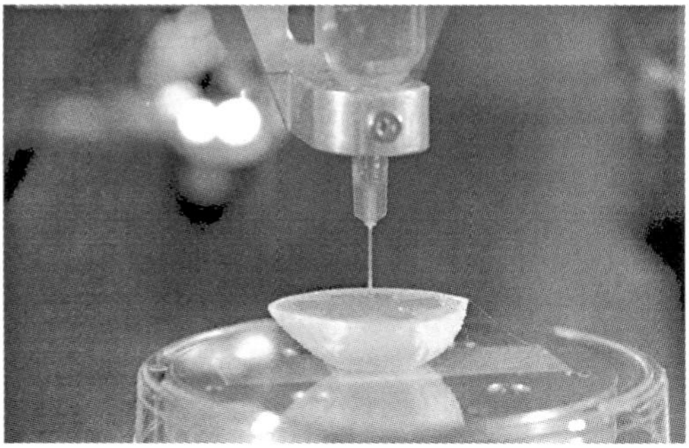

2013 年，瑞典的科研人员成功地利用 3D 打印技术打印出人工皮肤瓣，并且成功地生长出血管。更惊人的是，他们第一次成功利用 3D 打印生成了淋巴管。这个皮瓣在大鼠身上成功植皮。这个突破性的进展解决了人工皮瓣缺乏淋巴管无法存活的问题。如果加上干细胞技术，不久将来也许就可以很容易合成皮瓣移植了。这对于烧伤病人来说，无疑是巨大的福音。

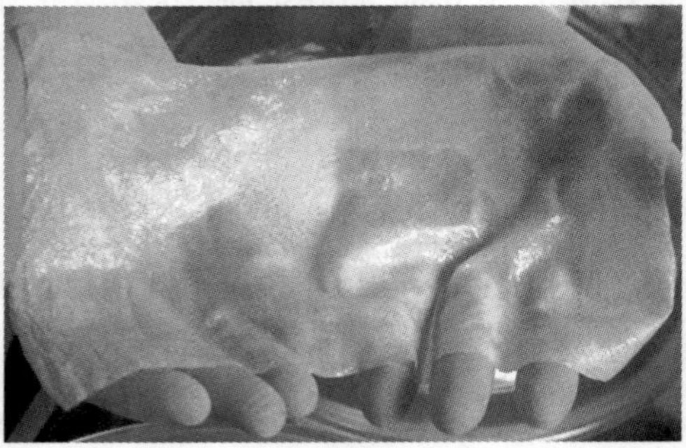

这个打印的肾脏和皮肤可能距真正临床应用于患者还很遥远，但是有一些技术已经离临床很近了。

2013 年，康奈尔大学使用 3D 打印技术打印出了世界第一个耳朵。每年有数以万计的人，因为先天发育或者疾病或者事故失去整个或者部分耳朵。传统的耳朵再植是利用肋软骨作为耳朵软骨的替代。

但是这样做出来的耳朵外观既不美，功能也不是很好。他们利用计算机扫描出患者对侧正常耳朵，然后使用 3D 打印机打印出对称的耳朵模型，在此模型里注入胶原蛋白，作为软骨生长的支架。这样做出来的耳朵形状合适，外观美观。他们相信，3 年后就可以进入临床。

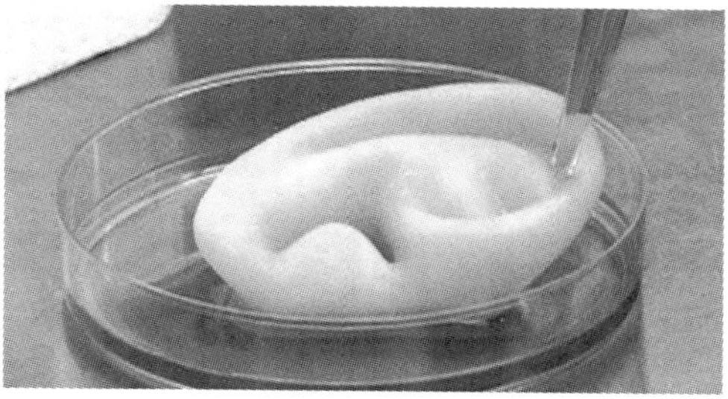

尽管这样的新闻让人兴奋，但仍然看似遥远。其实3D打印技术已经广泛用于临床了。

比如打印假牙，或者完美吻合的牙套。2012年，日本的Fasotec公司开始提供打印腹中的胎儿的3D打印模型，可以让父母提前看到真实的孩子形象。华盛顿地区医院使用3D打印机打印出患者的心脏模型，提供给心脏外科医生术前实践练习。

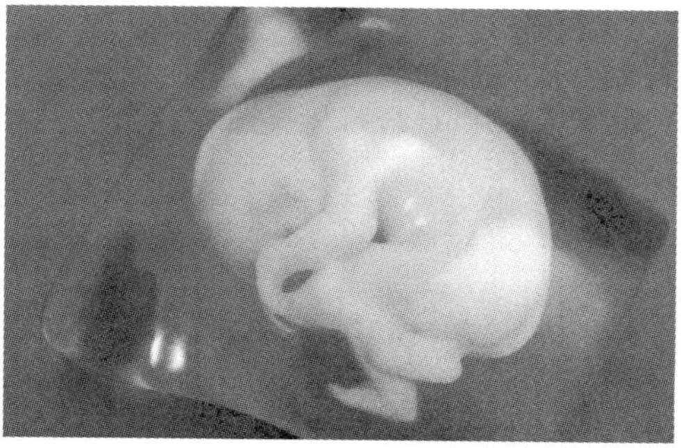

更多神奇的应用出现在欧美医院。

2011年，荷兰一位83岁的女性因为感染失去了下颌骨。而传统整形手术因为年事太高不能进行。医生们与3D打印公司Layer-

Wise 合作，用钛粉作为打印材料，根据 3D 扫描的图像，打印出一个完美的下颌骨。表面覆盖生物陶瓷以避免排斥。移植回老人的下巴后，完美愈合。

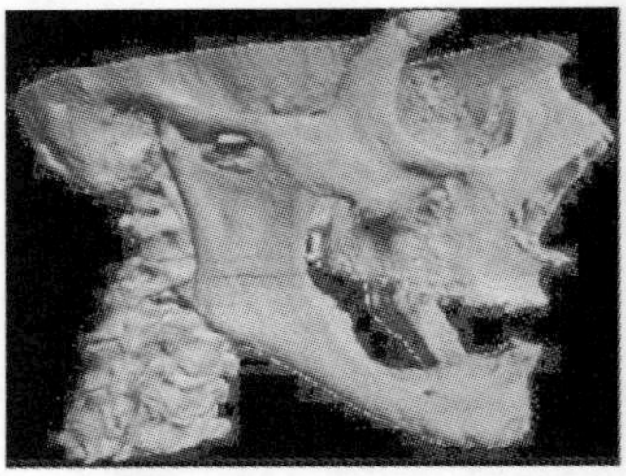

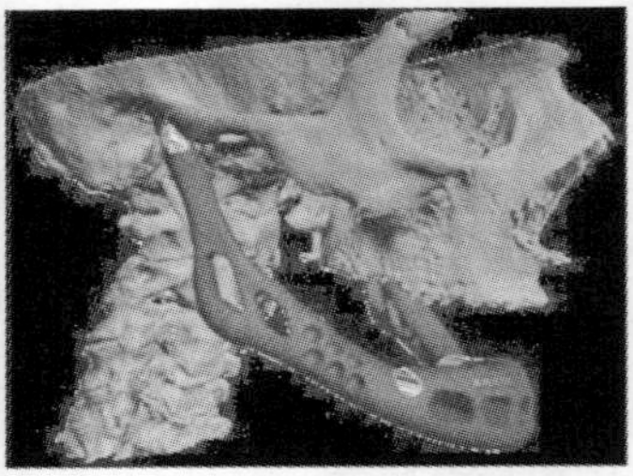

4 年前，英国人 Eric Moger 发现左脸部恶性肿瘤。为了保住生命，医生切除了左脸大部分，包括眼睛，颧骨，下颌骨，留下一个巨大的洞。他无法正常说话和进食，更不敢出门（因为看起来太恐怖了）。之后的整形手术也因为放化疗的影响宣告失败。痛苦了 4 年的 Eric，终于在 3D 打印的帮助下获得了新生。伦敦的齿科医生 Andrew Dawood 英国医生用 3D 打印机按照右脸给他打印了个完美左

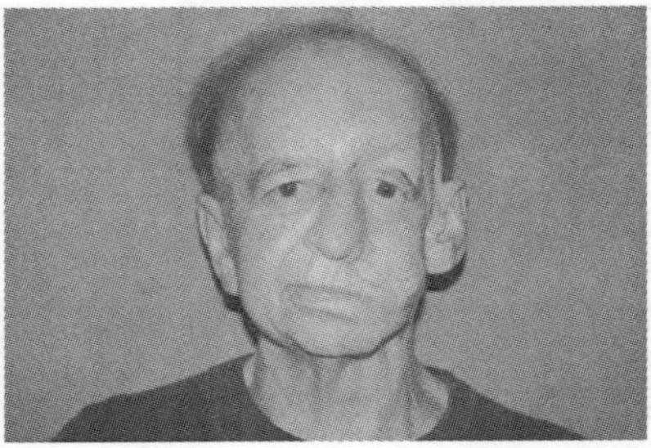

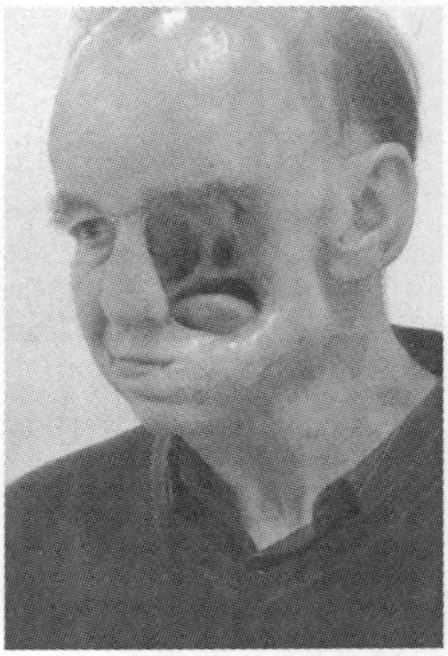

脸。先用钛粉打印出缺失的骨骼，然后在此基础上用生物尼龙打印出脸部组织。当打印出来的左脸完美吻合并固定后，Eric 终于可以用嘴巴喝水了。他说："当我装上这个左脸后，喝下第一口水，没有水漏出来。这太神奇了。"

2013 年，英国的一位 60 岁男性不幸患了骨盆软骨肉瘤。这种恶性肿瘤对化疗放疗都不敏感，效果很差。唯一的选择就是切除大半个骨盆。因为需要切除的部分太多，以至于传统手工做出来的植入骨盆没法与残存骨盆连接。而没有骨盆，就意味着支撑下肢的股骨无处着力，这个病人面临着残废的危险。Newcastle Upon Tyne 医院的医生们想到了 3D 打印技术。于是他们在术前用 CT 扫描出完整的 3D 结构的骨盆模型，精确设计需要切除的部位，然后将这个切除部分的详细 3D 图像上传给计算机。计算机根据这个 3D 图像，驱动 3D 打印机，使用钛粉作为打印油墨，精确地打印了切除的半个骨盆。再在这个钛骨盆表面镀上特殊的物质，以便残留骨盆可以连接生长。移植手术非常成功。现在这个病人已经可以拄着拐杖走路了。

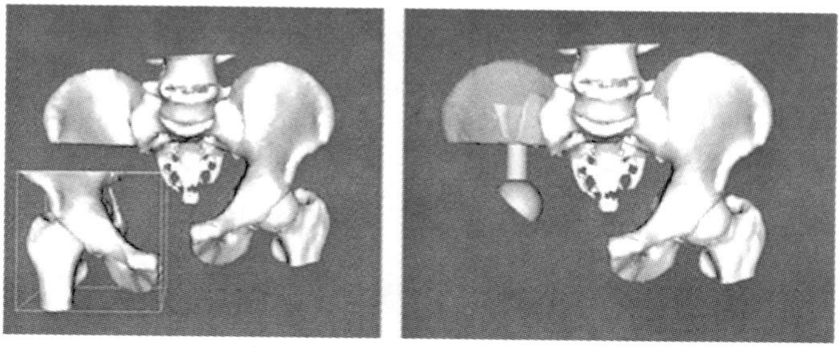

2012年，比利时一位男子在车祸中几乎失去整个面部骨骼。如果采用传统办法，几乎没有还原的可能，因为面部骨骼太复杂，要做出与对侧一致的面部是不可能的。Morriston医院组织了一个65个人的团队，找到3D打印公司Cartis合作。他们利用CT扫描出对侧存留面部骨骼，计算机绘制出患侧需要移植的骨骼形状。再利用钛粉作为打印材料打印出需要填补的骨骼。移植手术非常成功，病人破碎的脸终于得以还原。术后7天，这个病人就开始开口讲话了。这个完美的3D打印用于临床因为太过超现代，手术还没做之前，伦敦的科学博物馆就已经将它收入馆藏记录了。

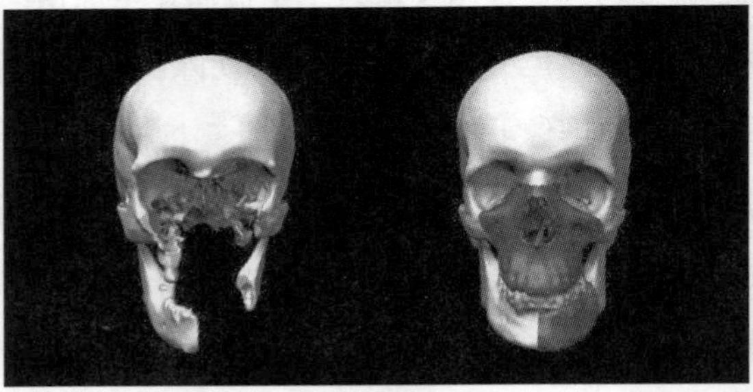

Photo credit：Wired

更加神奇的事情发生在美国。2013年，美国康涅狄格州一名男子因为交通事故失去75%的头盖骨。传统骨科苦无良策。幸运的是，此时的3D打印已经渐渐成熟。当地一家3D打印公司Oxford Performance Materials伸出了援手。该公司擅长生物打印技术。他们利用原来的颅骨影像，使用3D打印技术，使用更加先进的生物高分子聚合体材料打印出需要补缺的头骨，性状边缘均完美吻合，甚至连颅骨孔都完美设计。2013 年 2 月通过美国食品药品管理局的审批，于同年 3 月手术成功移植。患者获得了一个新的头颅。这在过去是无法想象的。

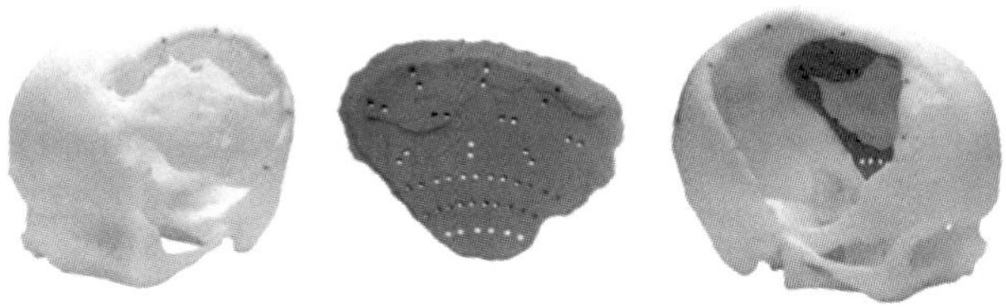

不光是使用工业材料打印模型用于临床，真正的使用细胞来打印也已经出现了。

2013 年，爱丁堡的 Heriot-Watt 大学的研究人员发明了干细胞打印机。材料是存活的胚胎干细胞。这种打印机可以喷出大小均一的干细胞悬液，保证细胞在打印出来仍然能够存活。再在干细胞构架上加入可以促使干细胞分化为各种需要的细胞的细胞因子，就可以随心所欲的合成各种需要的人体器官了。

2013 年 12 月，剑桥大学再生医疗研究所发表了一篇文章。历史上第一次成功地使用大鼠的视网膜的神经节细胞和神经胶质细胞 3D 打印出 3 维结构的人工视网膜。打印出来的人工视网膜细胞存活良好，并且开始分裂生长。尽管这个初步的实验只使用了两种细胞，是无法再现视力的，但因为很多盲人是因为视网膜细胞缺失导致的，而 3D 打印技术可以利用计算机完美安排各种细胞的具体位置和关联，这个突破性的进步为治愈失明带来了希望。作者 Martin 教授说："我们计划扩展我们的打印技术来打印视网膜的其他细胞，下一步就是争取打印出有光敏的细胞，那时候，就有可能得到有光学功能的视网膜。”到那时候，盲人也许只需要移植一个打印出来的视网膜，就能重建光明。

当然，最终的终极目标是打印出完整存活的器官以供移植所需。考虑到每年全球数以万计的等待器官移植的患者，可供器官极端缺乏，加上配型又极端困难，使用患者本身的细胞利用3D打印技术打印出一个完美，不排斥的器官来，将会是医学的梦想。

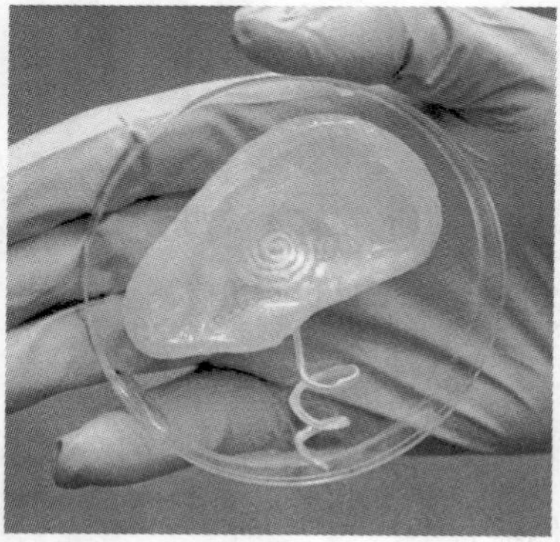

3D打印不光能打印器官，有朝一日也可以提高或者加强我们人类的能力。就像电影《机械战警》一样。普林斯顿大学的研究人员正在朝这个方向努力。他们将电子元件结合到细胞打印中去。年初，他们成功地使用水凝胶和小牛的细胞打印出一个人类的耳朵，在这个耳朵中，加入了有银纳米颗粒做成的电子天线。这个传感器可以接受人类耳朵听不见的频率。也许有一天，我们就可以装上这个耳朵，成了传说中的顺风耳。

还有一些更加接近于临床实用的3D打印技术。比如传统的骨科石膏绷带笨重，不透气，也不能洗澡，痒了更是没辙。新西兰的Jake Evill发明一种叫做cortex cast（皮质支架）的新型“石膏绷带”。这是通过扫描病人需要固定肢体部位，用3D打印机打印出完美吻合的支架。这个支架很轻便，也非常结实，关键是透气，洗澡也没问题，痒了更是可以挠。要不了几年，可能骨科就不再使用传统石膏，而是给你打印一个独一无二的轻便支架。2013 年，北医三院的骨科使用 3D 打印机以钛粉作为材料打印出个性化的椎骨，已经在近 50 名患者体内植入成功。

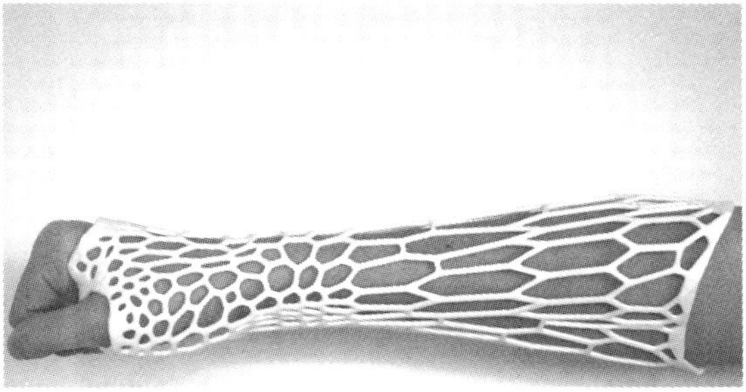

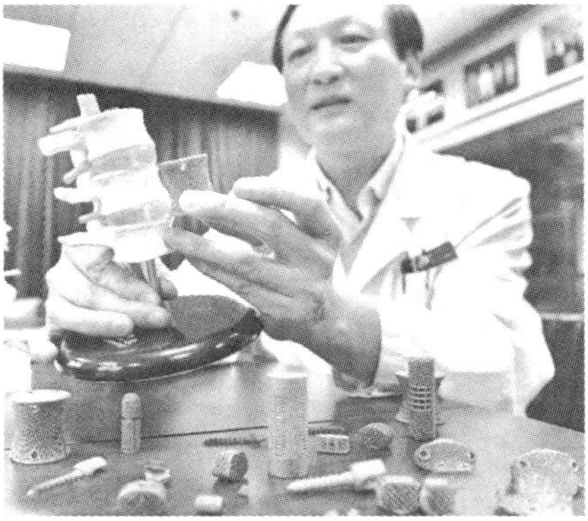

这些我们实际经历的医学生物学的进步，有一天将改变所有的一切。到那时，也许换个器官就如同换个汽车零件一样。我们也许能很容易的获得超人般的能力。让我们怀着激动的心情拭目以待吧。

给我一根头发，我能知道你的样子

凶案现场。罪犯非常谨慎，没有留下一点痕迹。侦探们细心查找，终于找到一根头发。法医从这根头发的发根提取到了极其微量的 DNA，通过放大技术，成功获取了嫌疑人的完整 DNA。可能看警匪电视剧或者读罪案小说的人都多少有所了解，我们每个人的 DNA 都是不一样的，通过 DNA 的比对，就可以找出真凶。比起指纹，DNA 更加准确有力。侦探们欢欣鼓舞，将 DNA 数据送交数据库。与数据库中保存的既往罪犯的 DNA 做比对。然而，结果让人失望。现场获取的 DNA 没有与数据库中的 DNA 匹配上，也就是说罪犯不是惯犯，没有案底。案子陷入僵局，最终成为无法破获的冷案。罪犯逍遥法外。

有 DNA 却无法抓到罪犯，真是很遗憾。但是却是很常见的。

如果警察能通过这个 DNA 再现罪犯的脸，逆推出罪犯的样貌，通缉令一出，罪犯就无可逃遁了。

这只能出现在科幻电影里吧。但如果我告诉你，这个假定不是如果，你可能会惊讶吧。

也许离我们已经不远了。

DNA，中文名字叫做脱氧核糖核酸，是存在于我们人体细胞内的一种生物大分子，包含储存了我们人体的遗传信息，可以说是我们人体的所有结构功能的工程蓝图。自 20 世纪 50 年代科学家们发现了 DNA 以来，DNA 的研究和利用已经广泛存在于几乎所有行业，为我们的衣食住行提供了莫大的帮助。但最为普通人熟知的恐怕是电视剧里警察使用 DNA 给罪犯定罪吧。

科研人员已经开始更进一步了：利用 DNA 推测嫌犯特征。亚利桑那州大学的研究人员通过分析 1000 名大学生的 DNA，发现 5 个基因决定了 76％的头发颜色，75％的眼睛颜色，和 46％的皮肤颜色。同样的研究在荷兰也推出类似的结论。他们分析了超过 6 千名志愿者，发现仅仅 6 个基因就可以预测褐色眼球精确度达 93％ ，而预测蓝色眼睛精确度达 91％。

这些技术已经走出了实验室，开始帮助警方破案了。

2004 年 3 月 11 日，西班牙马德里的地铁大爆炸案，不知道还有多少人记得。那场震动世界的恐怖活动杀死了 191 个人。一个月后，嫌犯面对警察包围，炸毁了自己的公寓和自己，让他们的背景组织无可追踪。然而，基因学家出手了。2007 年，Santiago de Compostela 大学的法医基因学家通过现场遗留的牙刷提取到的 DNA，推断出嫌犯来自北非，隶属于伊斯兰极端组织。之后从嫌犯家属身上提取到的 DNA 比对得到了证实。他们甚至从现场遗留的车子里提取的 DNA 推测出其中一人是蓝色眼睛，以及黑棕色的头发。

2004 年,美国路易斯安那州警察遇到一系列杀人案。有现场目击证人向警方报告嫌疑人是个白人男子。所以警方最初的注意力放在白人身上。但随后法医从现场提取的 DNA 断定嫌疑人是黑人男子。之后凶嫌落网,证实了 DNA 是正确的,是个黑人男子。

从 DNA 推测人种,眼睛颜色或者头发颜色相对比较容易。而且,如果嫌疑人是混合种族,也就是混血儿的话,利用 DNA 推断种族或者肤色就不是那么管用了,得到的结果可能就是模糊不清没有用的。基于对伦理的考虑,德国不允许警方利用 DNA 推测嫌疑人的种族或者身体特征。美国几个州,像印第安纳州、怀俄明州,也有同样的规定。英国和荷兰则是允许的。

因为这些局限,基因学家和法医学家们开始着手更大的挑战:用 DNA 推导人脸特征。

用 DNA 的基因片段推测千变万化,微妙且具体的脸部特征是个困难得多的工作,挑战巨大。

2012 年,荷兰 Erasmus 大学医学中心科研人员试图从 DNA 找出决定脸部特征的决定性基因,用来推测人脸。他们收集了 1 万名欧洲人的 DNA,然后用核磁共振给这些人的头部脸部扫描,获得 3 维头像数据,以及各个人照片的脸部特征。两厢比较分析,经过繁杂的计算后,结果发现 5 个基因的差异会决定个人的脸部一些鲜明的特征。比如其中一个叫做 TP63 的基因会决定两眼的距离,这个基因的差异会导致眼距相隔 9 毫米。另外的基因决定了眼睛和鼻梁的距离,或者鼻子的长度,以及下颌骨的宽度。

但这些,都跟文首的科幻场景相差甚远。

美国宾夕法尼亚州立大学和比利时 Leuven 大学的基因学家和影像学家们决定解决这个问题。

他们召集了 600 位志愿者。志愿者经过精心挑选,这些人都是有欧洲或者西非血统。因为欧洲人和西非人的脸部特征迥然不同,通过分析他们可以获得更多的情报。基因学家们采集了志愿者的 DNA,然后利用医学成像技术扫描出头部的 3 维图像,开始分析这些庞大的数据,目的是找到与脸部 9 个鲜明特征相关的基因来。这 9 个特征包括眼距,鼻尖角度,鼻梁挺拔程度,眼睛大小,脸部宽窄等等。而比利时的科学家们则利用计算机在志愿者的头部 3 维图像上标识了 7 千个点,精确计算 3 维的位置,然后与基因数据相比较,试图找出这些脸部点阵的 3 维位置与基因差异的关系来。

接下来,科研人员们选取了 76 个已知如果突变会导致脸部某些特征异常的基因。理由是如果这些基因变异会导致脸部异常,那么这些基因在正常状态下也许就是调控这些颜面特征的。通过比较它们之间的微妙差异,也许就能解开脸部特征的密码。经过繁复庞大的对比,他们从这些 600 个志愿者的 DNA 里找到了 20 个基因的 24 种差异,这些差异显示能调控脸部形状和特征,从而可以利用这些 DNA 信息逆推出 DNA 所有人的脸部标志。

最终,他们推导演算出一个通过使用 DNA 预测人脸的系统。这个研究发表在 2014 年 3 月 20 日的科学杂志 PLOS 基因学上。文章作者指出:性别、种族、基因所导致的脸部差异是可以通过他们这个新的系统做出相关性的联系,也就为从 DNA 预测人脸铺平了道路。作者强调指出这个系统最直接最有效的用途就是法医,但也可能被用来推测远祖人类的样貌，甚至是已经灭绝了的人类分支。利用人类祖先的化石中提取到的DNA，重现原始人类的脸。

尽管这还是初步阶段，预测的人脸不一定正确。当地警察们听到这个消息，已经无法安坐了，因为这个对于他们解开许多死案将会是极大的帮助。因为每个警局都积压着大量的无法破解的罪案，通过DNA推测罪犯的脸部特征实在是太未来，太迫切需要了。宾夕法尼亚的警察们已经开始和他们合作，希望通过这个系统破获两起强奸案。

为了验证这个系统的准确率，美国的新科学人杂志社特地使用23andMe基因测序公司提取了他们一位年轻女性记者的DNA并测序，然后将这个DNA信息传给了宾州大学的科学家们，请他们通过DNA推测这位女性的样子。下面这个图就是结果。上面是计算机

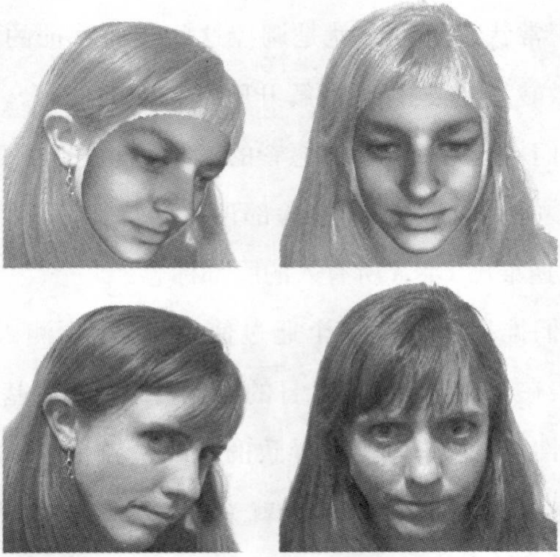

推测的脸貌，下面是真人的照片。不能说是完全吻合，但是考虑到这是从DNA信息推导出来的脸部再现，可以说已经是非常惊人了。

他们计划的下一步是测试更加大量的人群样本，以确保这些发现的基因决定因素是可靠的。他们乐观的估计，5到10年后这项技术将会出现各个警察局，帮助警探们抓获罪犯。如果这成为现实，将会是所有罪犯的噩梦降临。

但是，这个文章发表后，一些基因学家们表示了谨慎和不那么乐观的态度。上海生物研究所的科研人员也在做类似的工作。他们去年底发表在PLOS计算生物学杂志的文章显示，*IRF*6基因能决定汉族人的嘴巴形状。但是在自然杂志的采访中，他们认为这个远比预期的复杂得多。没有单个的基因能决定鼻子是大是小，甚至连生长的环境和气候也会导致脸部特征发生改变，所以很难用基因来预测人脸的细节。而其他的研究甚至显示即便是身高这个显而易见的特征都不太可能从基因里推测出来，人体每个细节都可能是多个基因联合作用的结果。而且，脸部预测所需要使用的基因信息也需要来自于足量的高质量的DNA，而这个在罪案现场往往是非常困难的。

但无论如何，科技进步一直在帮助警方抓获罪犯。2013年12月，英国的心理学家们利用高解像度照片拍摄人眼，从这些照片中志愿者的眼睛反射成像中重建志愿者所看到的人脸。之后他们甚至发展了一种技术，即便是普通的照片，也能从照片中人的眼睛分辨出照片中人所看到的人脸。这听起来很让人担心自己上传到网上的照片，但是对于警方却可能是解决悬案的关键工具。

2014 年 3 月，美国加州大学伯克利分校，耶鲁大学和纽约大学的心理学家们联合发表了一篇文章。他们使用功能磁共振成像（*fMRI*），也就是俗称的大脑成像技术，试图重建人脑中的人脸。他们给志愿者看超过 300 个不同的人脸照片，然后记录大脑中各种信号。通过对这些信号的分析，将这些信号与所看到的人脸特征相关联。之后再给志愿者看陌生的人脸，这一次从功能磁共振成像得到的大脑信号反推志愿者所看到人脸。结果惊人，虽然重建的人脸还不是那么完美，但很接近了。这就是传说的"读心术"吧。科技正让我们一步步实现这些曾经的传说。

科学的发展，不仅仅是给我们生活带来便利，让我们生活得更健康长寿，科学也必将为安定的社会和维持和平提供可靠且有力的帮助。

没有子宫的怀孕

奇迹般的降生

2014年9月初，瑞典第二大城市哥德堡Sahlgrenska医学院妇产科手术室。一声婴儿嘹亮的哭声从紧张的手术室传来，一个重1.77公斤的男孩儿降生了。他的父母给他取名Vincent，意思是“征服”。站在一旁他的父亲满眼热泪，说：“他跟别的孩子没有什么区别，但是他长大后肯定有跟别人不一样的故事可以讲。因为他是独一无二的。”

所有父母亲都认为自己的孩子是独一无二的。但这次却是真的。

这个孩子出生的消息瞬间传遍了世界。所有的医学界人士均为之欢呼雀跃，世界各大媒体立刻以醒目标题报道，称之为“世界第一个”，“了不起的医学进步”，“奇迹”。

何以一个早产的体重只有1.7公斤的孩子的出生会引起如此巨大的反响呢？

因为这个孩子的确跟别人不同，他的母亲先天性无子宫。

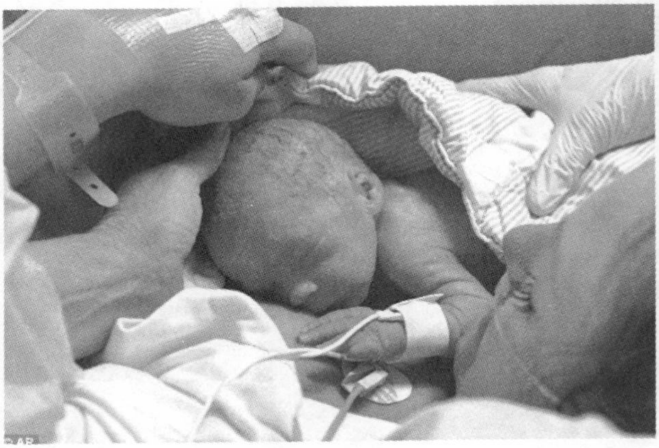

没有子宫的母亲

这个世界上，有很少数的一群女性，她们出生下来就没有子宫。医学上称为 Rokitansky 综合征。这样的女性，很不幸，没有子宫，显然没有办法怀孕生孩子。唯有的办法只有两个：收养，或者找代孕母亲帮助生孩子，也就是民间所说的借腹生子。然而，很多国家的法律是不允许借腹生子的，因为这牵涉到医学伦理的问题。

Vincent 的母亲就是这样一位不幸的女性。她生下来就没有子宫，没有阴道，只有一个肾脏。但跟任何一位女性一样，她当然想要一个自己的孩子，一个真正的自己的孩子。

2011 年到 2012 年期间，她在 Sahlgrenska 医院做了一共 11 次体外受精，也就是俗称的试管婴儿。她虽然没有子宫，卵巢却是功能正常的。所以医生们取出她的卵子，在实验室里与她丈夫的精子结合，成功取得了 11 个受精卵。然而，有了受精卵，没有子宫，也还是没有地方种植。但这正是她选择这家医院的原因，因为这家医院在做一个全球唯一的临床试验：子宫移植后妊娠。

2013年初，35岁的她跟其他8位参加这个临床试验的女性一起接受了子宫移植。子宫来自于一位61岁的女性朋友。这位老年朋友分别在26岁和29岁顺利生下过两个健康的孩子，在7年前已经绝经，并且血型相同，配型吻合，且不抽烟，身体健康，不胖不瘦，是合适的子宫捐献者。但因为她已经绝经，且已届花甲之年，她的子宫还能不能成功怀孕产子，就成为了一个最大的疑问。为了确保她的子宫仍然有正常的功能，医生们给她进行了为期3个月的避孕药试验，以检测她的子宫功能。与期待的结果一样，服药后不久她就恢复了规律的月经，显示子宫功能正常。

于是在2013年初，捐者和受者并排躺在Sahlgrenska医院的手术室。取子宫一共花了10小时7分钟。子宫，连带着所有供血的血管被完整剥离，经冲洗后，迅速移植到了在一旁等待，并且提前一小时开腹做好准备的受者体内。缝合子宫，吻合所有的大血管、包膜，手术持续了4小时55分钟。

术后6天，两位女性均顺利出院。35岁的受者接受频繁的随访，开始是每周两次，然后是每两周一次，最后是一月一次。检测项目包括子宫的功能状况，血管吻合情况，血压，体重，肝肾功能等等。最初的1、2、4周还分别取了活检以检查有无排斥反应。为了抑制异体移植带来的不可避免的排斥反应，她全程接受抑制免疫的药物治疗。术后43天，她出现了平生第一次月经，持续了4天后，然后与正常女性一样停止了。接下来平均每隔32天，她都会出现规律的月经，显示移植的子宫功能良好。手术成功了。

然而，移植子宫虽然不多见，却也不是首创。在此之前，已经有两例报道。世界第一个有据可查的子宫移植出现在沙特阿拉伯。2000年，沙特的国王Fahad医学院进行了世界第一个子宫移植。可惜的是术后99天，该患者出现严重的子宫血管栓塞，只好再次手术切除了子宫，没有成功。第二例子宫移植出现在2012年的土耳其Akdeniz大学医院。子宫来自一位22岁的脑死亡女性。移植很成功。术后18个月医生们试着种植受精卵，但在两次种植后，都在6周时出现了流产。再次失败。

所以，尽管移植手术成功了，最让人担心也是最充满挑战的当然还是术后的怀孕能否成功。

术后第9天和第6个月24天的时候，宫颈活检发现了轻度的排斥反应。通过药物的治疗，都得到有效的逆转。于是在移植手术一年后，医生们开始种植之前冷冻保存的受精卵。从11个冷冻受精卵中取出3个解冻，经测试后，一个健康强壮的受精卵种植进了子宫。然后就是让人窒息的等待。她本人、家属、医护，所有知道这个试验的人都紧张且焦虑地等待。

3周后，血液检查证实了怀孕。又两周后，超声波测到了胎儿的心跳。所有人长长舒了一口气。然而，这还只是开端。10月怀胎在这里几乎感觉是10年怀胎，日子显得漫长无比。

孕31周之前，该孕妇体重增长8公斤，一切指标正常。孩子的所有指标也达到正常标准。一切在紧张的等待中顺利进行。

孕31周5天的时候，孕妇出现了前兆子痫。高血压，头疼，血小板降低。医生们检查后，判断孩子的发育状况良好，可以成功存活。

出现了前兆子痫，再等下去，恐怕会对母子均不利。于是，在2014年9月初决定剖腹产。

入院16小时后，剖腹产开始。26分钟后，一个有着响亮哭声的Vincent诞生了。

所有在手术室内外的人，均红了眼眶。

3天后，小vincent和母亲顺利出院。

目前为止，一个月大的小vincent健康成长，没有出现任何问题。母亲则恢复迅速，开始了盼望已久的虽然忙碌劳累却充满幸福的母亲生活。

一个月后的2014年10月，医生们在确定母亲和孩子都健康后，才在著名的柳叶刀杂志上发布了所有的细节，立刻轰动了全球医学界。

医学的进步

尽管过去的几十年，不孕的治疗取得了长足的进步。1978年世界第一个试管婴儿诞生以来，无数父母从现代医学获益，得到了梦寐以求的孩子。但是对于像小Vicnent的母亲这样的先天性子宫缺失，或者因为宫颈癌等原因不得不切除了子宫的女性来说，仍然是无解的。这个瑞士的石破天惊的突破直接扫除了因为子宫缺乏而导致的所谓“绝对不孕”这一种传统诊断。也就是将不再有“绝对不孕”这一说了。教科书即将改写。

这实在是来之不易。为了这一天，世界各国的医学工作者辛辛苦苦努力了几十年，做了大量的动物实验，从小鼠，到大型灵长类动物。围绕子宫移植的医学伦理规则也随之变化。身体的自主权，受益与否，公正公平，人体器官的尊严，异体子宫产下的孩子归属权，等等复杂的伦理问题随着人类文明的进步逐渐清晰规范。1998 年法国医生进行的世界首例手术移植则开了除心脏肾脏肝脏等等非移植不可的性命攸关的器官之外的，不涉及患者存活与否的所谓“非必要性”的器官移植的先河。在那之后不久，子宫移植就有人开始尝试。自此，器官移植不再仅仅局限于救命，而是开始朝着提高生活质量方向发展。比如现在脸部移植就是典型一例。

传统上，绝大多数的器官移植的献体器官都是来自于不幸死去的人的尸体。活体移植局限于肾脏肝脏等少数几个器官。而且成功的活体移植也大多数来自直系亲属的捐赠。瑞士的这个病例中，捐赠子宫是非亲属的，来自一位家庭的老朋友，因为她本人的母亲血型不合。显然，从尸体取器官做移植要简单得多。2011 年土耳其的子宫移植就是来自一位因事故死去的，心脏还在跳动但脑死亡了的 26 岁的年轻女性，且年轻健壮。从逻辑上讲，年轻女性的子宫当然是最佳选择。但是这次之所以选择了老年女性，一是来源的困难，二是配型是否合适，三是医生们考虑最佳的选择应该是有过顺利生育经历的女性的子宫，因为显而易见的原因，还没有生过孩子的女性的子宫第一不太可能获得，第二不能保证能成功受孕。此外，还有一个原因就是活着的捐者可以接受广泛的检查测试以保证子宫没有疾病，不会干扰妊娠。

幸运的是，此次一切顺利。母子平安。孩子健康降生。这真是值得大书特书的了不起的医学进步。

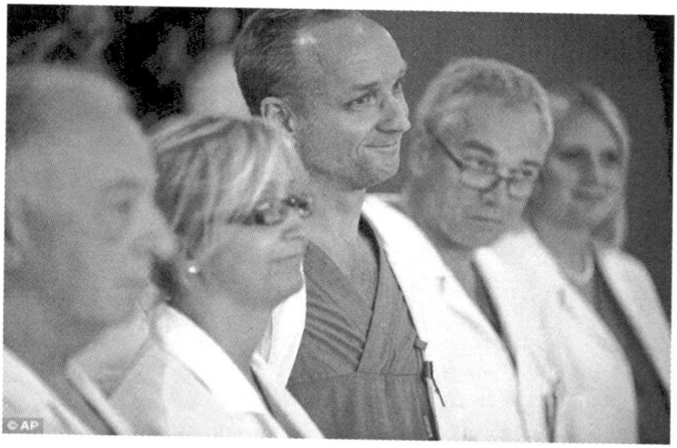

局限

当然，异体子宫移植受孕是有它的局限的。因为异体器官移植后我们人体的天然的免疫反应会强烈地排斥进入体内的他人的器官，这就是为什么器官移植后的受者都要长期接受免疫抑制剂的治疗。这个女性也不例外。因此，这次成功的怀孕产子之后，医生建议最迟在第二次妊娠之后做手术移植子宫，因为长期的免疫抑制毕竟不是长久之计，一旦子宫完成该完成的任务，也就可以拿出来了。

此次成功，作为世界首例，让人无比振奋，但仍是摸索阶段，不是每一个都能成功。这一批同时做了 9 个子宫移植，5 位来自母亲或者姐妹的捐赠子宫，4 位来自亲戚朋友。不幸的是，术后有两位因为血栓或者感染不得不切除了移植的子宫。但也有另外两位已经证实了怀孕。

无限的未来

可以想见，这个振奋人心的成功一定会引发世界各国的医生们或迟或早开始同类的试验。一旦手术过程变得成熟，无数因为各种原因没有子宫或者失去子宫的无望女性们将成为直接受益者。即便没有子宫，拥有自己的孩子也不再是梦想。

我们真该庆幸生在这个现代医学飞速发展的时代，无数前人的不着边际的梦想正在一步步成为现实。

图书在版编目(CIP)数据

说吧，医生/吕洛衿著. —上海：上海三联书店，2015.1（2015. 2 重印）
ISBN 978-7-5426-4981-2

Ⅰ. ①说… Ⅱ. ①吕… Ⅲ. ①医学—普及读物
Ⅳ. ①R-49

中国版本图书馆 CIP 数据核字(2014)第 256072 号

说吧，医生

著　　者 / 吕洛衿

责任编辑 / 彭毅文
装帧设计 / 江　湖
监　　制 / 李　敏
责任校对 / 张大伟

出版发行 / 上海三联书店
　　　　(201199)中国上海市都市路 4855 号 2 座 10 楼
网　　址 / www.sjpc1932.com
邮购电话 / 021-24175971
印　　刷 / 上海叶大印务发展有限公司

版　　次 / 2015 年 1 月第 1 版
印　　次 / 2015 年 2 月第 2 次印刷
开　　本 / 890×1240　1/32
字　　数 / 290 千字
印　　张 / 10.875
书　　号 / ISBN 978-7-5426-4981-2/R・94
定　　价 / 36.00 元